理科・数学  会

看護学生

スタートアップ
トレーニング 改訂2版

4科目の学びを「看護」につなげるワークブック

MC メディカ出版

本書『看護学生スタートアップトレーニング改訂2版』は、これまで学校で習った知識のうち、特に看護師をめざして勉強する人に必要な内容を学び直すための、自学・自習用ワークブックです。「理科」「数学」「国語」「社会」の4つの科目で構成されています。イラストや図表をたくさん載せたわかりやすい解説と、ポイントをしぼり込んだ演習問題で構成しており、問題を解きながら理解を深めることができます。

解説ページでは、高校までに習ったことのうち、特に看護の世界で必要な基礎知識を、わかりやすく説明しています。学んだことをもう一度確認して、知識を確実に自分のものにしましょう！

イラストや図表が多いからわかりやすい！

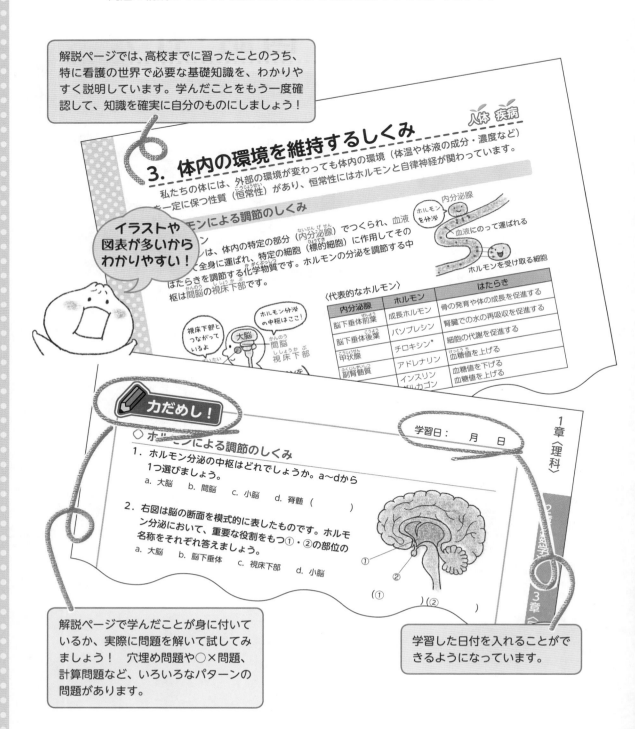

3. 体内の環境を維持するしくみ

人体 疾病

私たちの体には、外部の環境が変わっても体内の環境（体温や体液の成分・濃度など）を一定に保つ性質（恒常性）があり、恒常性にはホルモンと自律神経が関わっています。

ホルモンによる調節のしくみ

ホルモンは、体内の特定の部分（内分泌腺）でつくられ、血液にのって全身に運ばれ、特定の細胞（標的細胞）に作用してそのはたらきを調節する化学物質です。ホルモンの分泌を調節する中枢は間脳の視床下部です。

視床下部とつながっているよ

ホルモン分泌の中枢はここ！

〈代表的なホルモン〉

内分泌腺	ホルモン	はたらき
脳下垂体前葉	成長ホルモン	骨の発育や体の成長を促進する
脳下垂体後葉	バソプレシン	腎臓での水の再吸収を促進する
甲状腺	チロキシン*	細胞の代謝を促進する
副腎髄質	アドレナリン	血糖値を上げる
	インスリン	血糖値を下げる
	グルカゴン	血糖値を上げる

力だめし！

学習日：　　月　　日

○ ホルモンによる調節のしくみ

1. ホルモン分泌の中枢はどれでしょうか。a〜dから1つ選びましょう。
   a. 大脳　b. 間脳　c. 小脳　d. 脊髄　（　　　）

2. 右図は脳の断面を模式的に表したものです。ホルモン分泌において、重要な役割をもつ①・②の部位の名称をそれぞれ答えましょう。
   a. 大脳　b. 脳下垂体　c. 視床下部　d. 小脳

   （①　　　）（②　　　）

1章〈理科〉

3章

解説ページで学んだことが身に付いているか、実際に問題を解いて試してみましょう！　穴埋め問題や○×問題、計算問題など、いろいろなパターンの問題があります。

学習した日付を入れることができるようになっています。

こんなことも載っているよ！

人体 疾病 社会 基礎 在宅

看護師国家試験出題基準で定めている分類と関連のある項目に付いています。**人体** は「人体の構造と機能」、**疾病** は「疾病の成り立ちと回復の促進」、**社会** は「健康支援と社会保障制度」、**基礎** は「基礎看護学」、**在宅** は「在宅看護論」をそれぞれ示しています。

解 答

解答は別冊になっていて取り外すことができます。「力だめし！」ページの横に置いて、答え合わせや復習をしましょう。

 チェックポイント

解説で触れたこと以外で知っておくとよい豆知識や、解説の理解を助ける用語について紹介しています。

「力だめし！」 解答チェックシート p.6

「力だめし！」に解答した日付を記録することができるようになっています。計画的に学習しながら知識を深めましょう。

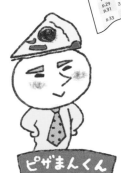
ピザまんくん

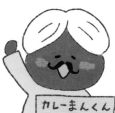
カレーまんくん

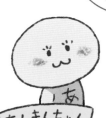
あんまんちゃん

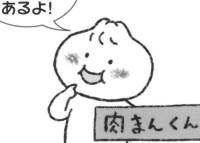
お楽しみのマンガもあるよ！

肉まんくん

3

CONTENTS

3章　国　語

4章　社　会

「力だめし!」解答チェックシート

1章 理科

看護にあたるときは、身体の構造やしくみをきちんと把握することが大前提になります。これらを習得するために、1年生から解剖生理学や生化学といった科目を学びます。また、患者さんの身体を適切に動かすために看護技術を習得します。これらは、小学校から高校までに理科で身に付けた知識をベースに学習する内容がとても多くなっています。つまり、理科の基本をきちんとおさらいしておくことが、解剖生理学や生化学、看護技術などの知識を効率よく習得することにつながります。

1．生命を維持するしくみ

食べ物を消化して吸収するしくみ ── 消化器

●消化の道すじ

　私たちが食べたものは、口から肛門までつながる長い管（消化管）を通り、さまざまな消化液のはたらきを受けて小さく分解されます。食べものを吸収しやすい形に分解することを消化といい、分解されたものが体の中へ取り込まれる過程を吸収といいます。消化・吸収に関わる器官をまとめて消化器といいます。

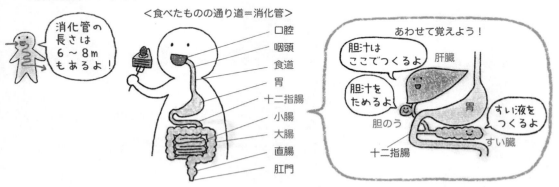

●消化酵素

　消化液には消化酵素が含まれていて、それぞれ決まった栄養素を分解します。代表的な消化酵素には、デンプンをブドウ糖に分解するアミラーゼ、タンパク質をアミノ酸に分解するペプシンなどがあります。消化酵素のはたらきで小さく分解された栄養素は、小腸から吸収されます。

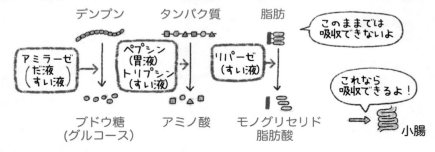

●栄養分の吸収

　分解された栄養分の吸収は小腸で行います。小腸には柔毛（絨毛）という小さな突起が多数あり、ここから体の中へと栄養分が吸収されます。栄養分を吸収した血液は肝臓に送られます。

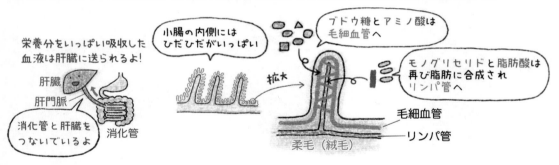

力だめし！

○ 食べ物を消化して吸収するしくみ —— 消化器

1．次の文の空所に入るものを答えましょう。

　　私たちが食べるものは口から入り、食道→（ア　　　　　　）→十二指腸→（イ　　　　　　）→大腸の順に消化管を通って消化される。

2．次の消化器①〜⑥に当てはまるものを、右図のa〜hから1つずつ選びましょう。

　① 胃————（　　　　　）
　② 小腸———（　　　　　）
　③ 大腸———（　　　　　）
　④ すい臓——（　　　　　）
　⑤ 胆のう——（　　　　　）
　⑥ 肝臓———（　　　　　）

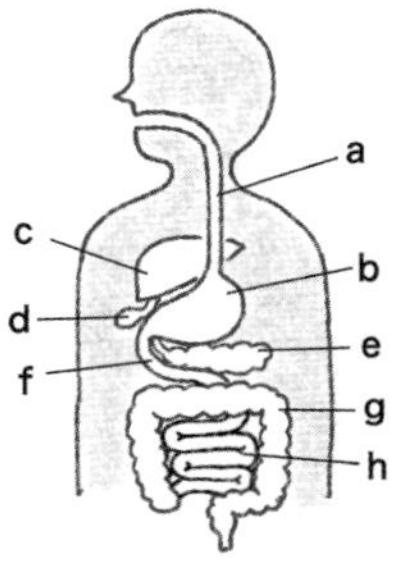

3．タンパク質を分解する消化酵素・ペプシンを分泌する器官を、a〜eから1つ選びましょう。

　a. 肝臓　　b. 胃　　c. すい臓　　d. 大腸　　e. 小腸

（　　　　　）

4．栄養分を吸収する器官を、a〜eから1つ選びましょう。

　a. 肝臓　　b. 胃　　c. すい臓　　d. 胆のう　　e. 小腸

（　　　　　）

5．胆汁を合成する器官を、a〜eから1つ選びましょう。

　a. 肝臓　　b. 胆のう　　c. すい臓　　d. 十二指腸　　e. 小腸

（　　　　　）

6．デンプン、タンパク質、脂肪はそれぞれ消化酵素によって何に分解されますか。また、それらは小腸の柔毛（絨毛）のどこに吸収されますか。表中の空所に入るものを入れましょう。

栄養素	分解されてできる物質	吸収される場所
デンプン	（ア　　　　　　）	（イ　　　　　　）
タンパク質	（ウ　　　　　　）	毛細血管
脂肪	モノグリセリド、脂肪酸	（エ　　　　　　）

酸素を取り入れるしくみ —— 呼吸器と血液

●呼吸

私たちは息を吸って体に必要な酸素O_2を取り込み、息を吐いて不要な二酸化炭素CO_2を排出します。このガス交換を呼吸といい、呼吸に関わる器官（鼻、咽頭、喉頭、気管、気管支、肺）をまとめて呼吸器といいます。

食べたものをエネルギーに変えるのにO_2がいるよ

肺による呼吸

肺が体外の空気とガス交換をすること。肺にある肺胞という小さな袋でO_2とCO_2を交換します。

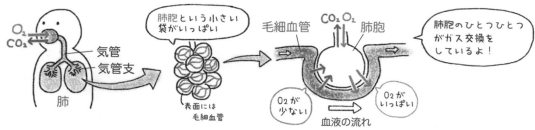

O_2 CO_2
気管
気管支
肺

肺胞という小さい袋がいっぱい
表面には毛細血管

毛細血管 肺胞 CO_2 O_2

肺胞のひとつひとつがガス交換をしているよ！

O_2が少ない 血液の流れ O_2がいっぱい

細胞呼吸

細胞が血液とガス交換をすること。肺で取り込んだO_2が血液によって全身に届き、細胞が血液からO_2を受け取り、CO_2を渡します。

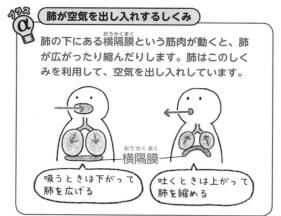

プラスα 肺が空気を出し入れするしくみ

肺の下にある横隔膜という筋肉が動くと、肺が広がったり縮んだりします。肺はこのしくみを利用して、空気を出し入れしています。

横隔膜

吸うときは下がって肺を広げる

吐くときは上がって肺を縮める

●血液

血液は、赤血球・白血球・血小板という固体の成分（血球）と、血しょうという液体の成分でできています。血液は細胞にO_2と栄養分を届け、細胞で不要になったCO_2などを受け取ります。

成分		特徴	はたらき
赤血球		まん中がくぼんだ円盤形。他の血球と比べて数が多いよ。	O_2を運ぶ（赤血球に含まれるヘモグロビンという色素がO_2と結合する）
白血球		核がある。リンパ球、マクロファージなど。種類がいろいろあるよ。	体に入った細菌などの異物を排除する、体を病気から守る（p.20参照）
血小板		小さくて形はバラバラ。	けがをしたとき（血管に傷ができたとき）に出血を止める
血しょう		液体の部分。血液中の血球を運ぶよ。	栄養分や不要物を運ぶ

みんな骨髄でつくられるよ

力だめし！

○ 酸素を取り入れるしくみ —— 呼吸器と血液

7. 次の文章の空所に入るものを、a～fから１つずつ選びましょう。

　　私たちは呼吸によって（ア　　　　　）を取り込み、（イ　　　　　）を排出している。肺、気管、気管支など呼吸に関わる器官は、まとめて（ウ　　　　）という。

　　a.　酸素O_2　　　　b.　窒素N_2　　　　c.　二酸化炭素CO_2
　　d.　循環器　　　　　e.　消化器　　　　　f.　呼吸器

8. 肺の内部には、小さな袋状の構造が多数あります。この袋状の構造の名称を答えましょう。

　　　　　　　　　　　　　　　　　　　　　　　　　　　（　　　　　　　　）

9. 右図は8.の構造の模式図で、➡は気体の出入りを示しています。①と②の気体の名称を答えましょう。

　　①（　　　　　　　）②（　　　　　　　）

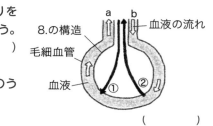

10. 右図の⇨は血液の流れを表しています。aとbのうち酸素をより多く含む血液はどちらでしょうか。

　　　　　　　　　　　　　　　　　　　　　　　　　　　（　　　　　　）

11. 右図はヒトの血液を顕微鏡で観察したスケッチです。①～③の名称を答えましょう。
　　①（　　　　　　　）②（　　　　　　　）③（　　　　　　　）

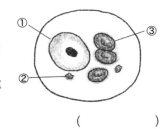

12. 体内に侵入した異物を排除するのにはたらく血球の名称を答えましょう。

　　　　　　　　　　　　　　　　　　　　　　　　　　　（　　　　　　）

13. ヘモグロビンという色素を含み、酸素を運搬する血球の名称を答えましょう。

　　　　　　　　　　　　　　　　　　　　　　　　　　　（　　　　　　）

14. けがをしたときに、傷口をふさいで出血を止めるはたらきをする血球の名称を答えましょう。

　　　　　　　　　　　　　　　　　　　　　　　　　　　（　　　　　　）

栄養分、酸素を全身に運ぶしくみ —— 循環器

　私たちの体内では、体液（血液、リンパ液、組織液）がすみずみまで行きわたり、循環しています。心臓、血管、リンパ管など、体液を循環させるはたらきをする器官をまとめて循環器といいます。

●心臓のつくりとはたらき

　心臓は血液を全身に送り出すポンプとしてはたらきます。心臓は心筋という筋肉でできていて、中は4つの部屋（右心房、右心室、左心房、左心室）に分かれています。

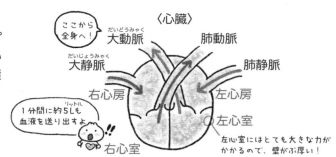

〈心臓〉
大動脈　肺動脈　大静脈　肺静脈　右心房　左心房　左心室　右心室

ここから全身へ！

1分間に約5Lも血液を送り出すよ

左心室にはとても大きな力がかかるので、壁がぶ厚い！

●血液の循環

　血液のめぐるルートは2種類あり、心臓から肺に送られ再び心臓に戻るルートを肺循環、心臓から全身の組織に送られ再び心臓に戻るルートを体循環といいます。

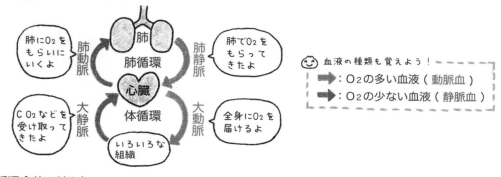

肺にO_2をもらいにいくよ

肺でO_2をもらってきたよ

CO_2などを受け取ってきたよ

全身にO_2を届けるよ

肺　肺循環　心臓　体循環　いろいろな組織
肺動脈　肺静脈　大静脈　大動脈

血液の種類も覚えよう！
➡：O_2の多い血液（動脈血）
➡：O_2の少ない血液（静脈血）

〈循環全体の流れ〉

左心室→ 大動脈→各組織→大静脈 →右心房
　　　　　　体循環

→右心室→ 肺動脈→肺→肺静脈 →左心房→左心室→…
　　　　　　　肺循環

●動脈、静脈

　心臓から出ていく血管を動脈、心臓に戻る血管を静脈といいます。動脈は血管の壁が厚く、弾力があります。静脈は血管の壁が動脈より薄く、ところどころに逆流を防ぐ弁があります。

　動脈と静脈は細いあみ目のような血管でつながれます。この血管を毛細血管といいます。毛細血管は血液と組織の間で物質を受け渡す場になっています。

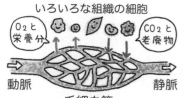

いろいろな組織の細胞
O_2と栄養分　　CO_2と老廃物
動脈　　毛細血管　　静脈

心臓ペースメーカー

　心臓には一定のリズムで電気信号を出す部位があり、この電気信号が心臓を一定のリズムで拍動させます。不整脈などの病気でこのリズムがうまくつくれなくなった場合は心臓ペースメーカーという医療機器を使い、人工的に電気信号を発生させて正常な心拍を保ちます。

一定のリズムで心臓が動くのをお手伝いする機械なんだね

力だめし！

○ 栄養分、酸素を全身に運ぶしくみ —— 循環器

15. 右図はヒトの心臓を正面から見た模式図です。図に示す心臓の部位①〜④および血管の名称⑤〜⑧を答えましょう。

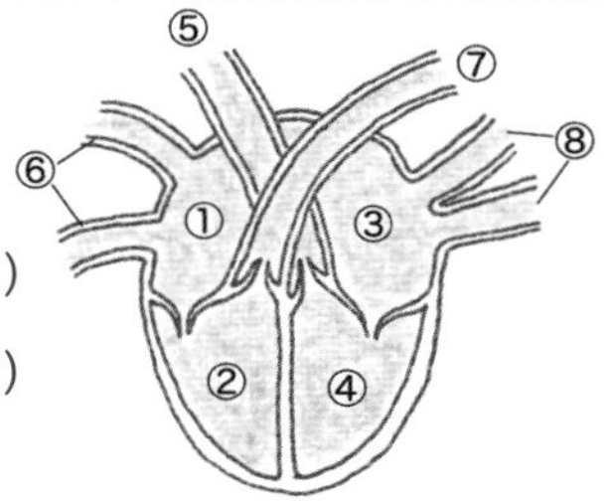

① （　　　　　　　） ② （　　　　　　　） ③ （　　　　　　　）

④ （　　　　　　　） ⑤ （　　　　　　　） ⑥ （　　　　　　　）

⑦ （　　　　　　　） ⑧ （　　　　　　　）

16. 上図の血管のうち、酸素を多く含む血液が流れているのはどれでしょうか。⑤〜⑧から2つ選びましょう。

（　　　　　）（　　　　　）

17. 血液が流れる順番になるように、空所に心臓の部位または血管の名称を入れましょう。

大動脈→全身の組織→（ア　　　　　　　）→右心房→（イ　　　　　　　）→（ウ　　　　　　　）

→肺→（エ　　　　　　　）→左心房→（オ　　　　　　　）→大動脈→…

18. 次の文章の空所に入るものを、a〜dから1つずつ選びましょう。

　血液が心臓から肺をめぐって戻る（ア　　　　　）では、肺呼吸によりガス交換を行うことで血液中の酸素が（イ　　　　　）する。一方、血液が心臓から全身の組織をめぐって戻る（ウ　　　　　）では、組織に酸素を渡すため、血液中の酸素が（エ　　　　　）する。

a. 体循環　　b. 肺循環　　c. 増加　　d. 減少

19. 次の文a〜eのうち、動脈の説明として適切なものを2つ選びましょう。
a. 動脈血が流れる血管である。
b. 心臓から送り出された血液が流れる血管である。
c. 心臓に戻る血液が流れる血管である。
d. 逆流を防ぐための弁がある。
e. 血管の壁が比較的厚い。

（　　　　　）（　　　　　）

20. 肺で酸素を受け取った血液の名称を答えましょう。

（　　　　　　　）

21. 20. の血液が流れている血管をa〜dから2つ選びましょう。
a. 大動脈　　b. 大静脈　　c. 肺動脈　　d. 肺静脈

（　　　　　）（　　　　　）

不要物を排出するしくみ ─── 泌尿器

　細胞が活動するといろいろな物質が生じます。体に不要な物質は、呼気（吐く息）、尿、汗などによって体外に排出されます。

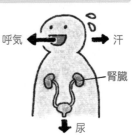

●呼気による排出

　全身の細胞呼吸（P.10参照）で生じたCO_2は血液によって肺に運ばれ、ガス交換されて呼気として排出されます。

●尿による排出

　CO_2以外の不要物（尿素など）の大部分は腎臓で血液から取り除かれ、尿として排出されます。

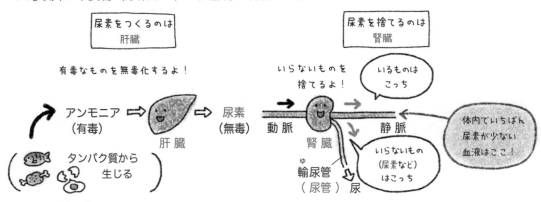

尿素をつくるのは
肝臓

有毒なものを無毒化するよ！

アンモニア（有毒）　⇒　肝臓　⇒　尿素（無毒）

タンパク質から生じる

尿素を捨てるのは
腎臓

いらないものを捨てるよ！

いるものはこっち

動脈　腎臓　静脈

いらないもの（尿素など）はこっち

輸尿管（尿管）　尿

体内でいちばん尿素が少ない血液はここ！

イラスト@　排尿のその他の重要な役割

尿には、水分や電解質（イオン→p.30参照）も含まれます。腎臓は、体内の水分や電解質の量に応じて、それらの排出量を調節しています。排尿には、不要物を排出する役割のほかに、体の水分や電解質のバランスをとり、血液の量や濃さを調節する役割や、血圧を調節する役割もあるのです。

イラスト@　透析の必要性

腎臓のはたらきが悪くなると不要物が体内にたまり、とても危険なので、血液から不要物を取り除く処置として透析が必要です。一般的には、患者の血液を特別な装置に取り込み、不要物を除いてきれいになった血液を再び体内に戻します。

血液をきれいにして戻すよ

透析装置

●汗による排出

　尿と同じような成分の一部が皮膚の汗腺から汗として排出されます。

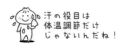

汗の役目は体温調節だけじゃないんだね！

血液循環と生命の維持

　血液は、さまざまな機能をもつ血球とともに、消化管で吸収した栄養分や肺胞から取り込んだO_2など、細胞の活動に必要な物質を全身の細胞に届けます。また、CO_2などの不要物を細胞から受け取り、それらを排出する場所へと運びます。

　体中に張りめぐらされた血管を通じて体のすみずみまで血液がゆきわたることで、細胞がとどこおりなく活動でき、私たちの生命が維持されるのです。

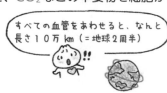

すべての血管をあわせると、なんと長さ10万km（＝地球2周半）

力だめし！

○ 不要物を排出するしくみ ——— 泌尿器

22. 次の文章の空所に入るものを、a～hから１つずつ選びましょう。

細胞の活動で生じた不要物を排出するしくみはいくつかある。例えば、細胞の呼吸で生じる（ア　　　　　）は血液によって（イ　　　　）に運ばれ、呼気として排出される。

a. 酸素　　　b. 二酸化炭素　　　c. 窒素　　　d. 尿素

e. 心臓　　　f. 腎臓　　　　　　g. 肝臓　　　h. 肺

23. 次の文の空所に入るものを、a～hから１つずつ選びましょう。

タンパク質の分解で生じる有毒なアンモニアは（ア　　　　　　）に運ばれ、無毒な（イ　　　　　　）に変えられたのち、大部分は（ウ　　　　　　）で血液から取り除かれ、尿として体外に排出される。

a. 酸素　　　b. 二酸化炭素　　　c. 窒素　　　d. 尿素

e. 心臓　　　f. 腎臓　　　　　　g. 肝臓　　　h. 肺

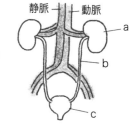

24. 右図は尿の生成に関わる器官を体の正面から見た模式図です。図中a～cのうち、腎臓を選びましょう。

（　　　　　）

25. 腎臓および尿のはたらきに関する次の文が正しければ○を、誤っていれば×を記入しましょう。

⑴　腎臓は血液中の不要物を分解する。　　　　　　　　　　　　　　（　　　　　）

⑵　尿を排出することは血圧の調節にかかわる。　　　　　　　　　　（　　　　　）

⑶　尿を排出することは体内の水分量の調節にかかわる。　　　　　　（　　　　　）

○ 血液循環と生命の維持

26. 右図は血液循環の一部を模式的に表したものです。図中のa～iは血液を、矢印→は血液の流れる向きを表しています。

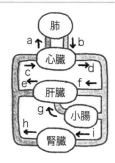

⑴　a～iのうち、最も酸素を多く含む血液を選びましょう。

（　　　　　）

⑵　a～iのうち、食物から吸収された栄養分が最も多い血液を選びましょう。

（　　　　　）

⑶　a～iのうち、尿素が最も少ない血液を選びましょう。

（　　　　　）

2. 感覚と運動のしくみ

刺激と反応

●感覚器官

　光や音などの刺激を受け取る器官を感覚器官といいます。目（眼）は光、耳は音というように、感覚器官はそれぞれ特定の刺激を受け取ります。

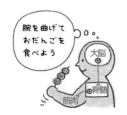

●感覚を感じるしくみと身体を動かすしくみ

　神経には、体に命令を出す中枢神経（＝脳と脊髄）と、中枢神経と体の各部位をつなぐ末梢神経があります。

　末梢神経には、感覚器官からの情報を中枢に伝える感覚神経、中枢の命令を骨格筋（体を動かす筋肉）に伝える運動神経、体内環境の調節にはたらく自律神経（交感神経と副交感神経）があります。

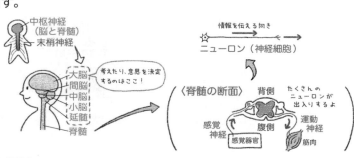

●反射

　大脳以外の中枢神経が情報を処理して体が反応するしくみを反射といいます。脊髄から直接、運動神経に命令が伝えられるので、反応はすばやく、無意識のうちに起こります。

例）　熱いものに触れて思わず手を引っこめる（屈筋反射もしくは屈曲反射）

　　ほかにも、膝蓋腱反射や唾液反射など、いろいろあるよ

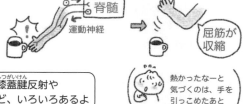

運動のしくみ

●骨格と筋肉

　体を動かすときには骨格が動きます。骨格を動かすのは骨格筋という筋肉で、関節（動かすことのできる骨のつなぎ目）をつなぐように付いています。

●腕の曲げ伸ばし

　関節を曲げる筋肉を屈筋、関節を伸ばす筋肉を伸筋といいます。腕を曲げるときは屈筋が収縮し、伸筋はゆるみます。反対に、腕を伸ばすときは伸筋が収縮し、屈筋はゆるみます。

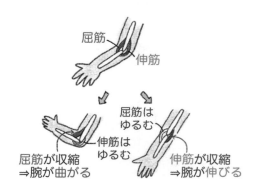

力だめし！

○ 刺激と反応

1. 次の表は代表的な感覚器官とその感覚についてまとめたものです。空所に入るものを答えましょう。

感覚器官	受け取る刺激	生じる感覚
目（眼）	光	（ア　　　　）
（イ　　　　）	音	聴覚
（ウ　　　　）	化学物質	嗅覚
舌	化学物質	（エ　　　　）
皮膚	圧力	（オ　　　　）

2. 中枢神経に含まれるものを、a～gから2つ選びましょう。

a. 脳　　　　b. 交感神経　　　c. 副交感神経　　　d. 感覚神経
e. 運動神経　　f. 脊髄　　　g. 骨髄

（　　　　　　）（　　　　　　）

3. 右図は神経を構成する主な細胞の模式図です。この細胞の名称をカタカナで答えましょう。

（　　　　　　　　　　　　）

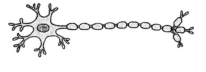

4. 右図は熱いものに手が触れたときにみられる屈筋反射（屈曲反射）の反応経路を模式的に表したものです。図中①・②の神経の名称を答えましょう。

（①　　　　　　）（②　　　　　　）

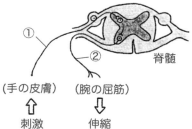

① ②
脊髄
（手の皮膚）　（腕の屈筋）
⇧　　　　⇩
刺激　　　伸縮

○ 運動のしくみ

5. 次の文章の空所に入るものを答えましょう。

骨格を動かす筋肉を（ア　　　　　　　）という。（ア）のうち、関節を曲げるようにはたらく筋肉を（イ　　　　　　）、伸ばすようにはたらく筋肉を（ウ　　　　　　）という。

6. 右図は腕の関節を模式的に表したものです。a・bのうち、腕を伸ばすときに収縮する筋肉はどちらでしょうか。

（　　　　）

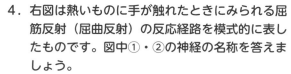

a
b

3. 体内の環境を維持するしくみ

私たちの体には、外部の環境が変わっても体内の環境（体温や体液の成分・濃度など）を一定に保つ性質（恒常性）があり、恒常性にはホルモンと自律神経が関わっています。

ホルモンによる調節のしくみ

●ホルモン

ホルモンは、体内の特定の部分（内分泌腺）でつくられ、血液にのって全身に運ばれ、特定の細胞（標的細胞）に作用してそのはたらきを調節する化学物質です。ホルモンの分泌を調節する中枢は間脳の視床下部です。

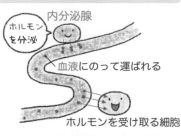

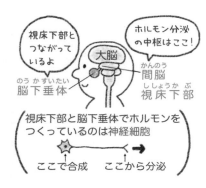

〈代表的なホルモン〉

内分泌腺	ホルモン	はたらき
脳下垂体前葉	成長ホルモン	骨の発育や体の成長を促進する
脳下垂体後葉	バソプレシン	腎臓での水の再吸収を促進する
甲状腺	チロキシン*	細胞の代謝を促進する
副腎髄質	アドレナリン	血糖値を上げる
すい臓	インスリン グルカゴン	血糖値を下げる 血糖値を上げる

＊サイロキシンともいう。

自律神経による調節のしくみ

自律神経は体の各器官のはたらきを調節する末梢神経で、交感神経と副交感神経があります。自律神経の中枢はホルモン分泌の中枢と同じで、間脳の視床下部です。体のほとんどの器官には交感神経と副交感神経が両方つながっていて、お互いに反対のはたらきをします。どちらがはたらくかは、体の状況に応じて調節されています。

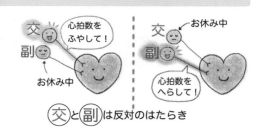

交と副は反対のはたらき

交感神経：戦闘モード

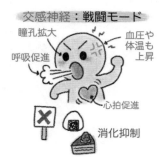

交感神経		副交感神経
促進↑	呼吸	抑制↓
促進↑	心拍	抑制↓
上昇↑	血圧	低下↓
上昇↑	血糖値	低下↓
拡大↑	瞳孔（ひとみ）	縮小↓
抑制↓	消化	促進↑
抑制↓	排泄	促進↑

副交感神経：休憩モード

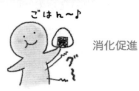

力だめし！

○ ホルモンによる調節のしくみ

1. ホルモン分泌の中枢はどれでしょうか。a～dから
1つ選びましょう。

a. 大脳　　b. 間脳　　c. 小脳　　d. 脊髄　（　　　　　）

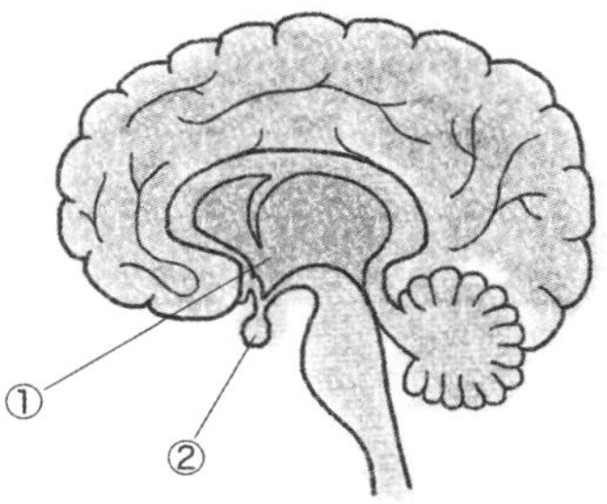

2. 右図は脳の断面を模式的に表したものです。ホルモ
ン分泌において、重要な役割をもつ①・②の部位の
名称をそれぞれ答えましょう。

a. 大脳　　b. 脳下垂体　　c. 視床下部　　d. 小脳

①

②

（①　　　　　）（②　　　　　）

3. 次の文章の空所に入るものを、a～eから1つずつ選びましょう。

バソプレシンというホルモンは、（ア　　　　　）から血液中に分泌される。
バソプレシンは（イ　　　　　）における水の再吸収を促進する。

a. 腎臓　　　b. 視床下部　　　c. 脳下垂体前葉　　　d. 脳下垂体後葉　　　e. すい臓

4. 次の文章の空所に入るものを、a～fから1つずつ選びましょう。

食事によって血糖値が上昇すると、（ア　　　　　）から（イ　　　　　）というホルモンが分泌
される。上昇した血糖値は、このホルモンのはたらきで下がり、やがてもとの血糖値に戻る。

a. 腎臓　　b. 心臓　　c. すい臓　　d. グルカゴン　　e. インスリン　　f. アドレナリン

○ 自律神経による調節のしくみ

5. 次の文の空所に入るものを答えましょう。

自律神経には交感神経と（ア　　　　　　　　　）があり、互いに（イ　　　　　　　　　）のは
たらきをする。

6. 次の文a～dのうち、交感神経の作用によるものを**2つ**選びましょう。

a. 瞳孔（ひとみ）が大きくなる。　　b. 胃液の分泌が促進される。

c. 心臓の拍動が速くなる。　　　　　d. 呼吸がゆっくりになる。　　（　　　　　）（　　　　　）

7. 自律神経のはたらきに含まれるものには○、含まれないものには×を記入しましょう。

⑴　体温の調節　　　　　　　　　　　　　　　　　　　　　　　　（　　　　　）

⑵　血圧の調節　　　　　　　　　　　　　　　　　　　　　　　　（　　　　　）

⑶　随意運動　　　　　　　　　　　　　　　　　　　　　　　　　（　　　　　）

4. 体内の環境を守るしくみ

生体防御のしくみ

私たちの体にはウイルスなどの異物から体を守るしくみがあり、これを生体防御といいます。生体防御には、異物を体内に入らせないしくみ（皮膚などによる異物の侵入阻止）と、体内に入った（または体内に生じた）異物を排除するしくみ（免疫）があります。

●3つの防衛ライン

①皮膚などによる異物の侵入阻止

外部環境と接する皮膚、鼻や口の粘膜などは異物が体内に入るのを阻止します。

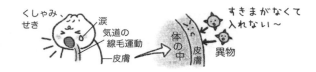

②自然免疫

体内に入った異物を排除するしくみで、生まれつき備わっています。

〈自然免疫〉

③獲得免疫（適応免疫）

体内に入った異物を個々に識別して排除するしくみで、生後に発達します。

獲得免疫では、リンパ球のT細胞とB細胞の一部が記憶細胞として残るので、同じ異物が再び入ったときは1回目よりも速く反応できます。

〈獲得免疫〉

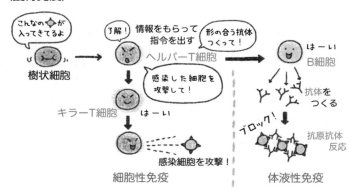

白血球の種類とはたらき

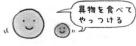

マクロファージ、好中球

樹状細胞

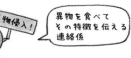

ナチュラルキラー細胞

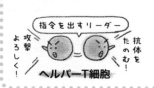

ヘルパーT細胞

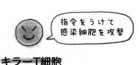

キラーT細胞

B細胞

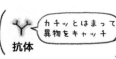

抗体

力だめし！

○ 生体防御のしくみ

1. 次の文章の空所に入るものを、a〜eから1つずつ選びましょう。

　　ヒトの体には、病気のもととなるウイルスや微生物などの異物から体を守るしくみがある。この
しくみを（ア　　　　）という。（ア）には、体内に異物を入らせないようにするしくみと、体内
に入った異物を排除するしくみがあり、後者のしくみのことを（イ　　　　）という。

　　a. 生体防御　　b. 恒常性　　c. 内分泌系　　d. 免疫　　e. 反射

2. 次の文a〜cのうち、自然免疫の説明として適切なものを、1つ選びましょう。

　　a. キラーT細胞が関与する。
　　b. 生まれつき備わっている反応である。
　　c. 赤血球が関与する。　　　　　　　　　　　　　　　　　　　　　（　　　　）

3. 次の文a〜cのうち、獲得免疫（適応免疫）の説明として適切なものを、1つ選びましょう。

　　a. 一度排除した異物が再び侵入したとき、1回目に侵入したときよりも免疫反応は速くなる。
　　b. T細胞とB細胞が異物を直接攻撃する反応である。
　　c. 主に好中球やナチュラルキラー細胞による反応である。　　　　（　　　　）

4. 次の文章の空所に入るものを、a〜cから1つずつ選びましょう。

　　獲得免疫の1つである体液性免疫では、抗原（体内に入った異物）に対して特異的に結合する抗体
がつくられる。抗体をつくる細胞は（ア　　　　）である。また、もう1つの獲得免疫である細
胞性免疫ではたらく細胞は（イ　　　　）である。

　　a. ナチュラルキラー細胞　　b. キラーT細胞　　c. B細胞

5. 白血球の一種で、食作用（異物を細胞内に取り込んで分解するはたらき）をもち、侵
入した異物の情報をリンパ球に伝えるはたらきをもつ細胞の名称を答えましょう。

　　　　　　　　　　　　　　　　　　　　　　　　　　　　　　　　（　　　　　　）

プラスα　免疫の利用と免疫の異常

ワクチン接種は、免疫を利用した病気の予防法です。弱めた病原体（ワクチン）を注射して免疫反応を
起こしておくと、T細胞などがこれを記憶し、2回目以降の侵入にすばやく反応できるので、その病気
にかかりにくくなります。
　一方、免疫に異常が生じ、無害なものや自分の体を攻撃してしまうことがあります。花粉症などのアレ
ルギーや、関節の痛みや変形をもたらす関節リウマチなどの膠原病はその一例です。

2 化学

1. 身のまわりの物質

人体 基礎

いろいろな物質

物質を特徴ごとに分けてみよう

物質 ─┬─ **有機物** 炭素Cをもつ物質。
燃えて二酸化炭素 CO_2 を発生し、
加熱でこげることもある。
　　例：砂糖、プロパン C_3H_8、
　　　　エタノール C_2H_5OH、プラスチック

プラスチックは石油から
作られる合成樹脂。
PET、PS、PPなど
いろいろ。

　　　└─ **無機物**
有機物以外はすべて
無機物。
　─┬─ **金属** ピカピカとした金属光沢があり、
固く、たたいて加工できる（展性）。電
気や熱をよく伝える。
　　例：銅Cu、鉄Fe、
　　　　アルミニウムAl

フォーク
電線
ピカピカ
なべ
Al
Cu 硬貨

　　　　└─ **非金属** 金属以外の無機物。
　　例：ガラス、食塩（塩化ナトリウム $NaCl$）、
　　　　石、水素 H_2、アンモニア NH_3

身のまわりの気体

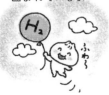

ぼくたちは
いろいろな気体に
囲まれているよ

酸素 O_2：植物の光合成では、
CO_2 を使って O_2 を出します。

窒素 N_2：空気に多く含まれま
す。体積比は窒素：78％、
酸素：21％、その他：1％です。

水素 H_2：酸素と反応して水
H_2O になる軽い気体です。

二酸化炭素 CO_2：有機物の燃焼や呼吸
では、O_2 を使って CO_2 を出します。

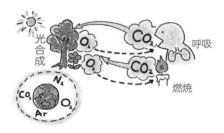

光合成
呼吸
燃焼

身のまわりの物質の状態変化

　物質は、高温になるほど粒子が熱エネルギーを得
て、活発に動きまわります。そのとき固体→液体→
気体に状態変化し、粒子数はそのままで体積が増加
します。温度を下げると、その逆が起こります。

　水だけは液体から固体になると
体積が増加する、特殊な物質です。

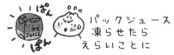

パックジュース
凍らせたら
えらいことに

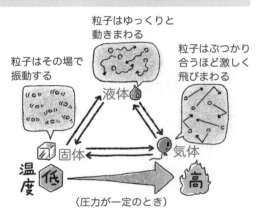

粒子はゆっくりと
動きまわる

粒子はぶつかり
合うほど激しく
飛びまわる

粒子はその場で
振動する

液体
固体
気体
温度
低
高
（圧力が一定のとき）

22

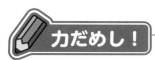 **力だめし！**

学習日：　　月　　日

○ いろいろな物質

1. 次の図の空所に入るものを、a〜hから1つずつ選びましょう。

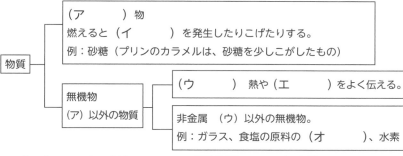

物質
- （ア　　　）物
  燃えると（イ　　　）を発生したりこげたりする。
  例：砂糖（プリンのカラメルは、砂糖を少しこがしたもの）
- 無機物
  （ア）以外の物質
  - （ウ　　　）熱や（エ　　　）をよく伝える。
  - 非金属（ウ）以外の無機物。
    例：ガラス、食塩の原料の（オ　　　）、水素

a. プロパン　　　b. 金属　　　c. 二酸化炭素　　　d. 有機

e. 空気　　　f. エタノール　　　g. 電気　　　h. 塩化ナトリウム

2. 金属に関する次の文が正しければ○を、誤っていれば×を記入しましょう。

⑴ 電気をよく伝えるため、携帯電話のバッテリーなどに使われる。　　（　　　　）

⑵ 熱を伝えにくいため、断熱材に使われる。　　（　　　　）

○ 身のまわりの気体

3. 次の文章の空所に入るものを、a〜dから1つずつ選びましょう。

右図は、大気中に含まれる物質の割合（体積）を表した円グラフである。最も多く78％を占めるのが（ア　　　）で、21％を占めるのが（イ　　　）である。残りの1％「その他」には、アルゴンやヘリウム、地球温暖化の原因の1つといわれている（ウ　　　）などが含まれている。

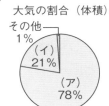

大気の割合（体積）
その他 1%
（イ）21%
（ア）78%

a. 窒素　　　b. 水素　　　c. 酸素　　　d. 二酸化炭素

4. ⑴、⑵の気体について、物質名（例：窒素）と分子式（例：N_2）をそれぞれ答えましょう。

⑴ 酸素と結びつくと水が発生する、空気より軽い気体（物質名　　　　　）（分子式　　　　　）

⑵ 植物の光合成で発生し、呼吸や燃焼に必要な気体（物質名　　　　　）（分子式　　　　　）

○ 身のまわりの物質の状態変化

5. 次の文章の空所に入るものを、a〜fから1つずつ選びましょう。

物質を温めると、その粒子は（ア　　　）を得て運動が活発になる。その影響で、一般に固体→液体→気体へと状態変化するほど体積が（イ　　　）する。一方、（ウ　　　）は変化しない。また、水だけは固体→液体の変化で体積が（エ　　　）する。

a. 粒子数　　　b. 温度　　　c. 増加　　　d. 電気エネルギー

e. 減少　　　f. 熱エネルギー

2. 物質のなりたち

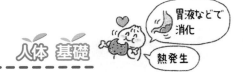

化学変化とは何か

食べたものが消化され、熱が発生するのも化学変化！

化学変化…物質が変化して、別の種類の物質になること。

(例) 炭Cを燃やして酸素O_2と反応させる

→二酸化炭素CO_2ができる。

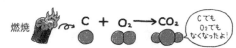

分解…1種類の物質を化学変化によって異なる2種類以上の物質に変化させること。

(例) 水を電気分解する

→水素と酸素ができる。

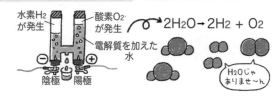

化学反応式の作り方

化学反応のようすを化学式で表したものを化学反応式といいます。給湯などで使われる、メタンCH_4(都市ガスの主成分)の燃焼(→p.26参照)を例に化学反応式を作ってみましょう。

①左に反応前の物質、右に反応後にできた物質を書き、矢印→でつなぐ	メタン ＋ 酸素 CH_4 O_2	→	二酸化炭素 ＋ 水(水蒸気) CO_2 H_2O

②物質を化学式で表す

③元素の種類と数が矢印→の左右で同じになるように、係数をつける	CH_4 ＋ $2O_2$ Cが1つ Oが4つ Hが4つ	→	CO_2 ＋ $2H_2O$ Cが1つ Hが4つ Oが2つ Oが2つ

物質をつくっているもの

●分子と原子

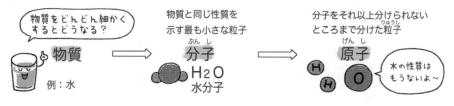

原子の種類(元素)は元素記号を使って表します。主な元素記号には、次のものがあります。

H：水素　C：炭素　N：窒素　O：酸素　Na：ナトリウム　K：カリウム

Ca：カルシウム　Cl：塩素　鉄：Fe

●単体と化合物

物質には単体と化合物があります。

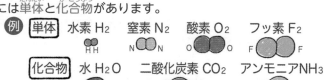

1種類の元素からなるのが単体、2種類以上の元素からなるのが化合物

✎ 力だめし！

○ 化学変化とは何か

1．次の文章の空所に入るものを、a〜fから1つずつ選びましょう。

　ある物質が燃焼や電気分解などで、まったく性質の異なる物質に変化することを（ア　　　　　）という。例えば、塩酸HClと水酸化ナトリウム$NaOH$を反応させると、塩化ナトリウム$NaCl$と（イ　　　　　）が生じる。

a．酸化反応　　　　b．中和反応　　　c．化学変化　　　　d．状態変化

e．水素H_2　　　　f．水H_2O

2．分解に関する次の文が正しければ○を、誤っていれば×を記入しましょう。

⑴　ガラスの混ざった水をこして、ガラスと水に分ける操作を分解という。　　　（　　　　　）

⑵　水は水素原子と酸素原子で構成されているため、水を電気分解すると、水素と酸素が生じる。

（　　　　　）

○ 物質をつくっているもの

3．次の図の空所に入るものを、a〜hから1つずつ選びましょう。

物質
- 単体…（ア　　　　　）の元素からなるもの　　例：酸素、水素、（イ　　　　　）
- 化合物…（ウ　　　　　）の元素からなるもの　　例：水、プロパン、（エ　　　　　）

a．1種類　　　b．2種類　　　　c．2種類以上　　　d．3種類以上

e．空気　　　f．エタノール　　g．フッ素　　　　h．食塩水

4．次の物質を単体と化合物に分け、分子式で答えましょう。

アンモニア、塩化水素、塩素、窒素、二酸化炭素

単体……（　　　　　　　　　　　　　　　　　　　　　　　　　　　　　　）

化合物……（　　　　　　　　　　　　　　　　　　　　　　　　　　　　　　）

プラスα　体の中のフッ素

フッ素F_2は、体の中ではその95％が骨や歯に存在します。歯のエナメル質を強くして、虫歯を予防したり、骨を丈夫にしたりする作用をもっています。

酸化・還元反応　　　酸素が結びついたり離れたりしなくても、酸化・還元は起こる

酸化・還元について、2つのパターンを説明します。

《パターン1》「酸素Oと結びつくと酸化」、「酸素がとれると還元」

例 銅 Cu の燃焼　$2Cu + O_2 \longrightarrow 2CuO$　（Cu が酸化された）

酸化された物質が「元の状態に還る」のが、還元です。

酸素がくっついたり
離れたりしない
酸化・還元反応も
あるんだね！

《パターン2》「水素Hがとれると酸化」、「水素と結びつくと還元」

例 硫化水素 H_2S の燃焼

硫化水素 H_2S に注目すると…　$2H_2S + O_2 \longrightarrow 2S + 2H_2O$　（H_2S が酸化された）

酸素 O_2 に注目すると…　$2H_2S + O_2 \longrightarrow 2S + 2H_2O$　（O_2 が還元された）

このとき、酸化と還元は同時に起こっています。

プラスα　身体の中で起こる酸化・還元

ヒトの血が赤いのは、赤血球の色素であるヘモグロビン (Hb) によるもので、鉄（Fe）を含んでいます。このヘモグロビンの酸化・還元反応で肺から取り入れた酸素は全身へ運ばれます。
ちなみにイカやカニの血は青いのですが、これは鉄のかわりに銅 Cu が血に含まれているせいです。銅の酸化・還元反応を利用して呼吸しているのです。

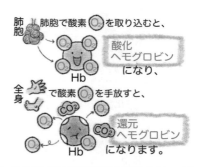

肺胞で酸素 ◯ を取り込むと、
酸化ヘモグロビンになり、
全身で酸素 ◯ を手放すと、
還元ヘモグロビンになります。

プラスα　まぜるな危険

洗浄剤や漂白剤の中には、「まぜるな危険」と書かれたものがあります。
塩素系の洗浄剤・漂白剤と酸性の洗剤を混ぜると、化学反応を起こして塩素ガスが発生します。
塩素ガスは人体に有毒で、過去には洗浄剤と漂白剤を混ぜたことで発生した塩素ガスを吸入し、死者が出た事故もあります。
塩素系の洗浄剤・漂白剤を使ったあと、十分に洗浄しないまま酸性の洗剤を使った場合にも、塩素ガスが発生することがありとても危険です。

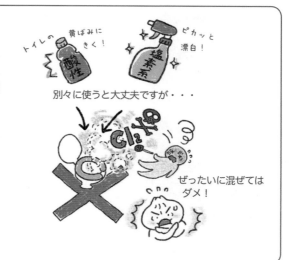

トイレの黄ばみにきく！
酸性

ピカッと漂白！
塩素系

別々に使うと大丈夫ですが・・・

ぜったいに混ぜてはダメ！

力だめし！

◯ 酸化・還元反応

5. 次の文章の空所に入るものを、a〜hから1つずつ選びましょう。同じ語句を2度以上使用してもかまいません。

　物質が（ア　　　　）と結びつく反応を酸化反応、（ア）と結びついた物質から（ア）を取り去る反応を還元反応という。

　一方、（イ　　　　）と結びついた物質から（イ）を取り去る反応を酸化反応、物質が（イ）と結びつく反応を還元反応という。

　赤血球の中のヘモグロビン（Hb）は血管を通じて身体中をめぐりながら、二酸化炭素濃度の高いところで（ウ　　　　）を手放し（エ　　　　）ヘモグロビンとなる。（エ）ヘモグロビンは肺胞に達すると、（オ　　　　）を受け取り、鮮やかな赤色をした（カ　　　　）ヘモグロビンとなる。血が赤いのは、ヘモグロビンが（キ　　　　）を含むからである。

a. 水素H　　　　b. 窒素N　　　　c. 鉄Fe　　　　d. 酸素O
e. 還元　　　　f. 酸性　　　　g. 酸化　　　　h. 中性

6. 酸化・還元に関する次の文が正しければ◯を、誤っていれば×を記入しましょう。

⑴　化学反応で還元反応が起こると、同時に酸化反応も起こっている。　　　（　　　　）

⑵　いちど酸化した物質は、元の物質に戻ることはない。　　　（　　　　）

⑶　鉄が赤くさびたとき、鉄は還元されたという。　　　（　　　　）

7. 酸化還元の「2つのパターン」（p.26）を参考に、次の化学反応式について、下線部の物質が酸化されているときは「酸化」を、還元されているときは「還元」を記入しましょう。

⑴　$2\underline{Mg} + CO_2 \;\rightarrow\; 2MgO + C$　　　（　　　　）

⑵　$2\underline{H_2S} + SO_2 \;\rightarrow\; 3S + 2H_2O$　　　（　　　　）

⑶　$\underline{CuO} + H_2 \;\rightarrow\; Cu + H_2O$　　　（　　　　）

⑷　$H_2S + \underline{I_2} \;\rightarrow\; S + 2HI$　　　（　　　　）

⑸　$Fe_2O_3 + 3\underline{CO} \;\rightarrow\; 2Fe + 3CO_2$　　　（　　　　）

プラスα　　血液にも酸性とアルカリ性がある？

通常、血液のpHは一定の範囲に保たれていますが、体の不調で変動することがあります。酸性に傾くことをアシドーシス、アルカリ性に傾くことをアルカローシスといいます。例えば、呼吸機能が低下してCO_2の排出が不十分になると、血液中に酸性のCO_2がたまってしまい、アシドーシスになります。

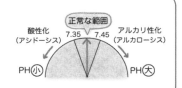

3. 水溶液

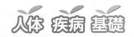

水溶液　　　　　　　　　　　　　　　　　物質を水に溶かしたもの

溶液…物質を液体に溶かしたもの。液体が水のときは水溶液。
溶質…溶かした物質。
溶媒（ようばい）…物質を溶かした液体。

例 塩化ナトリウム水溶液

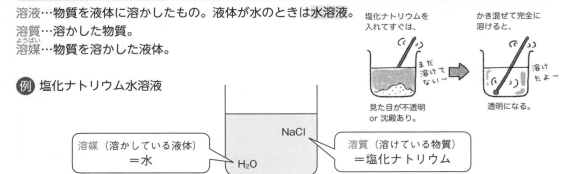

溶媒（溶かしている液体）
＝水

H₂O

NaCl

溶質（溶けている物質）
＝塩化ナトリウム

塩化ナトリウムを
入れてすぐは、
まだ溶けてない〜
見た目が不透明
or 沈殿あり。

かき混ぜて完全に
溶けると、
溶けたよ〜
透明になる。

水溶液の濃度　　　　　　　　　　　質量パーセント濃度は分母の値に注意

●質量（しつりょう）パーセント濃度（のうど）

水溶液 x 〔g〕中に溶質 y 〔g〕が溶けているとき、質量パーセント濃度＝$\dfrac{y}{x} \times 100$ 〔%〕

例 水90gに塩化ナトリウム10gが溶けている水溶液の質量パーセント濃度は、
水溶液全体の質量が90g＋10g＝100gなので、

$$\dfrac{10}{100} \times 100 = 10 \text{〔%〕}$$

水ではなく、
水溶液の質量!!

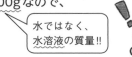

浸透圧

①水は通すがデンプンは通さない半透膜（はんとうまく）でU字型の容器を仕切ります。
②左側に水、右側にデンプン水溶液を同じ高さまで入れます。
③水が半透膜を浸透（しんとう）して水の液面が下がり、デンプン水溶液の液面が上がります。これは浸透圧（しんとうあつ）によるものです。

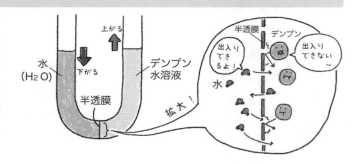

上がる
水
(H₂O)
下がる
デンプン
水溶液
半透膜
拡大！

半透膜　デンプン
出入りできるよ！
出入りできない〜
水

身近な浸透圧の例

野菜の水分を減らしたいとき、表面に軽く食塩をまぶして置いておくと野菜の表面から水分が出てきます。これは、浸透圧の効果を利用したものです。

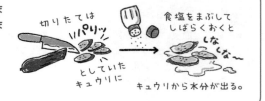

切りたてはパリッとしていたキュウリに
食塩をまぶししばらくおくとしなしな〜
キュウリから水分が出る。

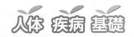
人体 疾病 基礎

28

力だめし！

○ 水溶液

1．次の水溶液の溶質と溶媒をそれぞれ答えましょう。

⑴　砂糖水　　　　　　　　　溶質（　　　　　　　）溶媒（　　　　　　　）

⑵　水酸化ナトリウム水溶液　溶質（　　　　　　　）溶媒（　　　　　　　）

⑶　塩酸　　　　　　　　　　溶質（　　　　　　　）溶媒（　　　　　　　）

○ 水溶液の濃度

2．次の水溶液の質量パーセント濃度を求めましょう。

⑴　水85gに塩化カリウム15gを溶かした水溶液　　　　　　　　（　　　　　％）

⑵　水に水酸化ナトリウム50gを溶かして200gにした水溶液　　（　　　　　％）

3．次の塩化ナトリウム水溶液に含まれる塩化ナトリウムと水の質量を答えましょう。

⑴　質量パーセント濃度12％の水溶液300g

塩化ナトリウム（　　　g）水（　　　g）

⑵　質量パーセント濃度8％の水溶液100gと質量パーセント濃度6％の水溶液200gを混ぜ合わせた溶液

塩化ナトリウム（　　　g）水（　　　g）

それぞれの水溶液に
何gずつの塩化ナトリウムが
溶けているかな？

○ 浸透圧

4．次の文章の空所に入るものを、a～fから1つずつ選びましょう。

　右図のように、半透膜を隔てて、水とコロイド溶液を入れた。はじめ、水とコロイド溶液の液面の高さは同じであったが、やがて（ア　　　　　）の液面のほうが高くなった。これは、（イ　　　　　）が半透膜を通って移動したからである。このような現象を引き起こすのは、（ウ　　　　　）のためである。

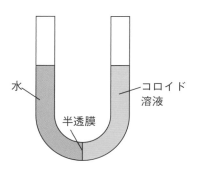

水

コロイド溶液

半透膜

※コロイド溶液：液体に固体や気体が均一に分散し、時間がどれだけ経過しても濃度が偏らない溶液。ほとんどのコロイド溶液は不透明。例として牛乳や墨汁がある。

a．水　　　　　　b．コロイド溶液　　c．コロイド粒子

d．凝固点降下　　e．沸点上昇　　　　f．浸透圧

イオンとは   正や負に帯電した原子のこと

●陽イオン

原子が負の電荷をもつ電子を放出して、正に帯電したもの。2つ以上の原子からなる陽イオンもある。

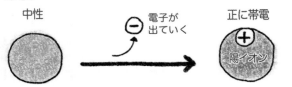

中性   電子が出ていく   正に帯電 陽イオン

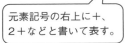

例 H^+、Na^+、$NH_4{}^+$、Mg^{2+}、Al^{3+}、Ag^+

元素記号の右上に＋、2＋などと書いて表す。

「イオン式」というよ！

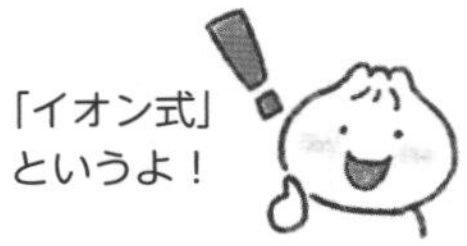

●陰イオン

原子が負の電荷をもつ電子を取り入れて、負に帯電したもの。2つ以上の原子からなる陰イオンもある。

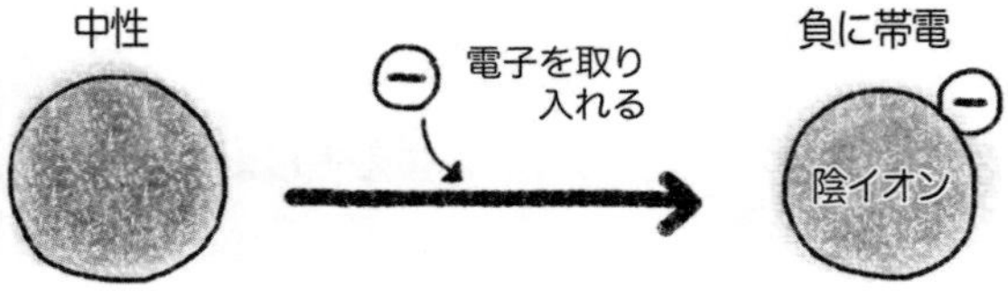

中性   電子を取り入れる   負に帯電 陰イオン

例 Cl^-、OH^-、S^{2-}、$PO_4{}^{3-}$

元素記号の右上に－、2－などと書いて表す。

水溶液と電流   電解質を水に溶かすと、水溶液に電流が流れる

電離…物質が水に溶けて陽イオンと陰イオンに分かれること。
電解質…水に溶けるとイオンに分かれる物質。
非電解質…アルコールや砂糖など、水に溶けてもイオンに分かれない物質。

例 NaClが水に溶けると、NaCl → Na^+＋Cl^- となるので、NaClは電解質です。

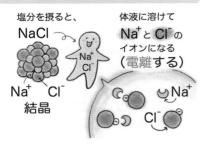

塩分を摂ると、NaCl

体液に溶けてNa^+とCl^-のイオンになる（電離する）

Na^+ Cl^- 結晶

●水溶液の電気分解

電解質を溶かした水溶液には、電流を流すことができます。電流を流すと化学反応が起こります（電気分解）。

例 塩化銅（Ⅱ）$CuCl_2$水溶液に電源につないだ電極を入れると、水溶液に電流が流れて、電気分解が生じます（e^-は電子を表す）。

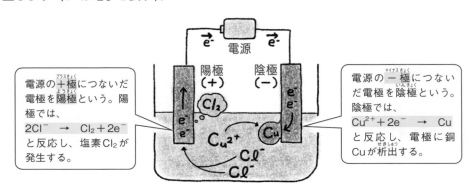

電源

陽極（＋）   陰極（－）

電源の＋極につないだ電極を陽極という。陽極では、
$2Cl^- → Cl_2＋2e^-$
と反応し、塩素Cl_2が発生する。

電源の－極につないだ電極を陰極という。陰極では、
$Cu^{2+}＋2e^- → Cu$
と反応し、電極に銅Cuが析出する。

  30

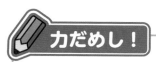

学習日：　　月　　日

◯ イオンとは

5. 次の文章の空所に入るものを、a～eから1つずつ選びましょう。

　　正にも負にも帯電していない原子が電子を（ア　　　　　）と、陽イオンになる。例えば、マグネシウム原子Mgが電子（イ　　　　　）個を（ア）と、マグネシウムイオンMg^{2+}になる。

　　また、正にも負にも帯電していない原子が電子を（ウ　　　　　）と、陰イオンになる。例えば、塩素原子Clが電子（エ　　　　　）個を（ウ）と、塩化物イオンCl^-になる。

　　a. 取り入れる　　b. 放出する　　c. 1　　　d. 2　　　e. 3

6. 次の原子がイオンになったときのイオン式を答えましょう。

(1) Al （　　　　　）　　　(2) Ag （　　　　　）

(3) S （　　　　　）　　　(4) F （　　　　　）

> ヒント：フッ化水素の化学式は HF

◯ 水溶液と電流

7. 次の水溶液のうち、電流が流れるものを<u>すべて</u>選びましょう。

　　a. エタノール水溶液　　　b. 塩化カルシウム水溶液　　　c. 砂糖水

　　d. 水酸化カリウム水溶液　　e. 塩化銅（Ⅱ）水溶液

> ヒント：エタノールはアルコールの一種

（　　　　　　　　　　）

8. 白金板（はっきんばん）を陽極、陰極として希硫酸（きりゅうさん）を電気分解したところ、<u>両極から気体が発生しました</u>。

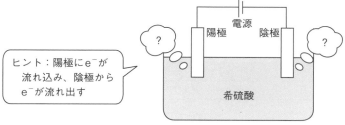

> ヒント：陽極にe^-が流れ込み、陰極からe^-が流れ出す

　　e^-を電子とするとき、下線部をもとに、陽極と陰極で起こる反応を示す化学反応式をa～dからそれぞれ選びましょう。

　　a. $2H^+ + 2e^- \rightarrow H_2$

　　b. $H_2 \rightarrow 2H^+ + 2e^-$

　　c. $O_2 + 4H^+ + 4e^- \rightarrow 2H_2O$

　　d. $2H_2O \rightarrow O_2 + 4H^+ + 4e^-$

陽極（　　　　）　陰極（　　　　）

4. 酸とアルカリ、中和

酸とアルカリ

水に溶かしたときの性質で決まる！

●酸

水に溶けると電離して、水素イオンH^+（またはヒドロニウムH_3O^+）が生じる物質のこと。

例 塩化水素 $HCl \rightarrow H^+ + Cl^-$
硫酸 $H_2SO_4 \rightarrow 2H^+ + SO_4^{2-}$
酢酸 $CH_3COOH \rightarrow CH_3COO^- + H^+$

酸が溶けた水溶液に青色のリトマス紙をつけると、リトマス紙は赤くなります。このような性質を酸性といいます。

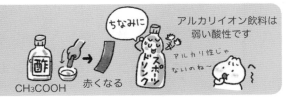

CH_3COOH　赤くなる

アルカリイオン飲料は弱い酸性です
アルカリ性じゃないのね～

●アルカリ

水に溶けると電離して、水酸化物イオンOH^-が生じる物質のこと。

例 水酸化ナトリウム $NaOH \rightarrow Na^+ + OH^-$
アンモニア $NH_3 + H_2O \rightarrow NH_4^+ + OH^-$
水酸化カルシウム $Ca(OH)_2 \rightarrow Ca^{2+} + 2OH^-$

アルカリが溶けた水溶液に赤色のリトマス紙をつけると、リトマス紙は青くなります。これはアルカリ性の性質です。

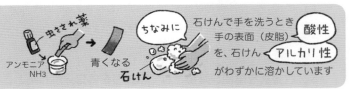

アンモニアNH_3　青くなる　石けん

石けんで手を洗うとき手の表面（皮脂）を、石けんがわずかに溶かしています
酸性　アルカリ性

●pHと酸性・中性・アルカリ性の関係

pH（ピーエイチ、またはドイツ語読みでペーハー）：水溶液の酸性・中性・アルカリ性を数値で表したもの。0から14までの値をとり、小数のときもある。

pH	0	1	2	3	4	5	6	7	8	9	10	11	12	13	14
性質	(強)	←		酸性		→	(弱)	中性	(弱)	←		アルカリ性		→	(強)

pH＜7は酸性、
pH＝7は中性、
pH＞7はアルカリ性

中和

酸性やアルカリ性の性質を打ち消す反応

中和…酸とアルカリを反応させること。中和反応では水H_2Oが生成する。
塩…中和反応のときに生じるH_2O以外の物質のこと。

例 硫酸H_2SO_4と水酸化バリウム$Ba(OH)_2$による中和反応
$H_2SO_4 \rightarrow 2H^+ + SO_4^{2-}$
$Ba(OH)_2 \rightarrow Ba^{2+} + 2OH^-$
したがって、$H_2SO_4 + Ba(OH)_2 \rightarrow BaSO_4 + 2H_2O$

この中和反応で生じた塩は$BaSO_4$

中和反応ではH_2Oが生成

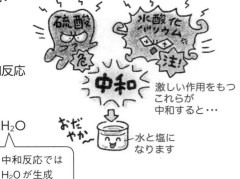

硫酸　水酸化バリウム　注！
中和
激しい作用をもつこれらが中和すると…
おだやか～
水と塩になります

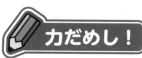 **力だめし！**

◯ 酸とアルカリ

1.　次の文章の空所に入るものを、a～hから1つずつ選びましょう。

　　（ア　　　　）色のリトマス紙を（イ　　　　）色に変える水溶液の性質を酸性という。水に溶けると水溶液中に（ウ　　　　）が生じる物質を酸といい、水溶液は酸性になる。

　　一方、（イ）色のリトマス紙を（ア）色に変える水溶液の性質をアルカリ性という。水に溶けると水溶液中に（エ　　　　）が生じる物質をアルカリといい、水溶液はアルカリ性になる。

　　a. 赤　　　　b. 黄　　　　c. 青　　　　d. 緑
　　e. H_2O　　　f. H_2　　　g. OH^-　　　h. $H^+(H_3O^+)$

2.　次の物質の化学式を、水溶液が酸性になるものとアルカリ性になるものに分けましょう。

　　HCl　　NaOH　　$Ca(OH)_2$　　NH_3　　CH_3COOH　　$Fe(OH)_3$
　　酸性　　　（　　　　　　　　　　　　　　　　　　　　　　　　　　　）
　　アルカリ性（　　　　　　　　　　　　　　　　　　　　　　　　　　　）

3.　次の文章の空所に入るものを、a～dから1つずつ選びましょう。

　　（ア　　　　）性の水溶液はpH＞7、（イ　　　　）性の水溶液はpH＜7である。pH＝7の水溶液を（ウ　　　　）性という。

　　a. 酸　　　　　b. アルカリ　　　　c. 中和　　　　　d. 中

◯ 中和

4.　次の中和反応に関する文が正しければ◯を、誤っていれば×を記入しましょう。

　⑴　中和反応ではH^+とOH^-が反応する。　　　　　　　　　　　　　（　　　　）

　⑵　中和反応では、常に塩化ナトリウムが生じる。　　　　　　　　　　（　　　　）

　⑶　pH＝3の水溶液にアルカリ性の水溶液を入れると、pH＜3になる。　（　　　　）

5.　水酸化ナトリウム水溶液と塩酸を反応させて中和したとき、生じる物質の化学式を以下からすべて選びましょう。

　　H_2　　　O_2　　　Cl_2　　　H_2O　　　NaCl　　　Na
　　（　　　　　　　　　　　　　　　　　　　　　　　　　　　　　　　）

1. 細胞のなりたち

生物と細胞

●生物の体と細胞のつくり

すべての生物は細胞でできています。細胞は核と細胞質からなり、核には生物の設計図であるDNAが入っています。

〈動物細胞〉
細胞膜
核
細胞質
細胞質にはいろいろな細胞小器官がある

●単細胞生物と多細胞生物

単細胞生物：アメーバ、ゾウリムシなどのように、1個の細胞からなる生物。消化・吸収、排出、運動などすべての活動を1つの細胞で行います。

多細胞生物：多数の細胞からなる生物。いろいろな種類の細胞があり、はたらきを分担しています。

ヒトの体の細胞は数十兆個！いろんな種類があるよ

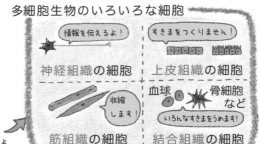

多細胞生物のいろいろな細胞

情報を伝えるよ！
神経組織の細胞

すきまをつくりません！
上皮組織の細胞

収縮します！
筋組織の細胞

血球 骨細胞など
いろんなすきまをうめます！
結合組織の細胞

●多細胞生物のなりたち

同じ形やはたらきをもつ細胞の集まりを組織といい、これらの組織がいくつか集まって、一定のはたらきをもつ器官になり、さらに、器官が集まって個体をつくります。

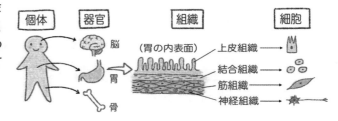

個体　器官　組織　細胞

脳
胃
骨

（胃の内表面）
上皮組織
結合組織
筋組織
神経組織

生物の成長

●細胞分裂

細胞は分裂して増えます。体を構成する細胞が増えるときの分裂を体細胞分裂といいます。

●染色体

遺伝子の本体であるDNAとタンパク質が結合したものを染色体といいます。体細胞分裂では、染色体のコピー（複製）をつくってから2つに分裂するので、新しい細胞（娘細胞）の染色体は元の細胞（母細胞）の染色体とまったく同じになります。

〈体細胞分裂〉
元の染色体　コピー
複製　分裂　元と同じ！
母細胞の染色体　　娘細胞の染色体

〈体細胞分裂の順序〉

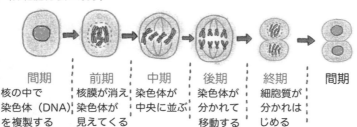

間期
核の中で染色体（DNA）を複製する

前期
核膜が消え染色体が見えてくる

中期
染色体が中央に並ぶ

後期
染色体が分かれて移動する

終期
細胞質が分かれはじめる

間期

✎ **力だめし！**

◯ 生物と細胞

1．次の文章の空所に入るものを、a〜fから１つずつ選びましょう。

　　すべての生物の生命活動の基本単位は（ア　　　　　）である。ゾウリムシやアメーバのように体が１個の（ア）からなる生物を（イ　　　　）といい、ヒトのように多数の（ア）からなる生物を（ウ　　　　）という。

　　a．核　　　b．DNA　　　c．細胞　　　d．単細胞生物　　　e．プランクトン　　　f．多細胞生物

2．右図は動物細胞の基本構造の模式図です。①〜③の名称を答えましょう。

　　①（　　　　　　　）②（　　　　　　　）③（　　　　　　　）

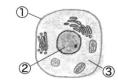

3．次の文章の空所に入るものを、a〜dから１つずつ選びましょう。

　　同じ形や機能をもつ細胞の集まりを組織という。動物の組織には、体の内外の表面をすきまなく覆う（ア　　　　　）、情報を処理したり伝えたりする細胞が集まる（イ　　　　）、収縮性をもつ細胞からなり、筋肉を構成する（ウ　　　　　）、組織と組織のすきまをうめ、組織同士を結びつけるはたらきなどをもつ（エ　　　　）がある。

　　a．神経組織　　　b．上皮組織　　　c．結合組織　　　d．筋組織

◯ 生物の成長

4．次の図は体細胞分裂の過程を模式的に表したものです。空所に入るものを答えましょう。

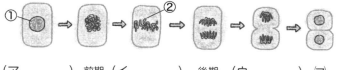

　　（ア　　　　　）前期（イ　　　　）　後期（ウ　　　　　）（ア）

5．4.の図中①・②の名称を答えましょう。

　　　　　　　　　　　　　①（　　　　　　　）　②（　　　　　　　）

6．次の文a〜eのうち、体細胞分裂の特徴として適切なものを2つ選びましょう。

　　a．１回の分裂で、１個の母細胞から４個の娘細胞ができる。

　　b．１回の分裂で、１個の母細胞から８個の娘細胞ができる。

　　c．１回の分裂で、染色体の数は半分になる。

　　d．分裂によって染色体の数は変化しない。

　　e．間期にDNAが複製される。

　　　　　　　　　　　　　　　　　　　　（　　　　）（　　　　）

2. 有性生殖

生物のふえかた

生物が自分と同じ種類の個体をつくること
を生殖といい、生殖には、無性生殖と有性生
殖があります。

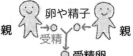

●有性生殖

生殖のための特別な細胞（生殖細胞）が合体して新しい個体を生
じる生殖方法を有性生殖といいます。ヒトの生殖細胞には卵と精子
があり、これらが合体したものを受精卵といいます。

●減数分裂

卵や精子をつくるための細胞分裂を減数分裂といい、染色体数が元の半分になります。

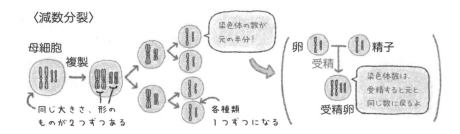

3. 遺伝の規則性

遺伝と遺伝子

親から子へと形質（特徴や性質）が伝わる現象を遺伝といい、伝わる形質のもとになるものを遺
伝子といいます。遺伝子の本体はDNAという物質で、染色体に存在します（p.34参照）。

遺伝のきまり

●顕性の法則

エンドウマメの種子の「丸」と「しわ」のような対立する形質につい
て、それぞれの形質の純系（代々、同じ形質をもつ家系）の個体を親と
してかけあわせると、子には親のもつ形質のうち一方のみが現れます
（顕性の法則）。このとき、子に現れる形質を顕性（または優性）、現れ
ない形質を潜性（または劣性）といいます。

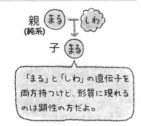

> **プラスα　遺伝子の変化**
>
> DNAに傷が付いたりすると、遺伝子に変化が生じることがあります。例えば、細胞分裂を調節する遺
> 伝子に変化が生じ、異常に増殖するようになると、がん細胞に変化します。

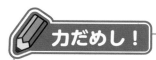 **力だめし！**

○ 生物のふえかた

1．有性生殖について述べた文として適切なものを、a〜cから1つ選びましょう。

a. すべての生物は有性生殖を行う。

b. 親個体の体の一部から新しい個体が生じる。

c. 生殖のための特別な細胞が合体して新しい個体になる。

（　　　　）

2．次の文章の空所に入るものを、a〜dから1つずつ選びましょう。

卵や精子をつくるときは（ア　　　　）という特別な細胞分裂を行う。この特別な細胞分裂によって、染色体の数は（イ　　　）になる。

a. 体細胞分裂　　　b. 減数分裂　　　c. 母細胞の2倍　　　d. 母細胞の2分の1

3．次の文章の空所に入るものを答えましょう。

ヒトの生殖細胞には卵と精子があり、卵と精子が合体することを（ア　　　　　）、合体して生じる細胞を（イ　　　　　）という。

○ 遺伝と遺伝子

4．次の文章の空所に入るものを、a〜hから1つずつ選びましょう。

一般に、親と子は似た特徴をもっている。このような、親から子へと形質（特徴や性質）が伝わる現象を（ア　　　）といい、伝わる形質のもとになるものを（イ　　　）という。（イ）の本体は（ウ　　　）という物質で、（エ　　　）に存在している。

a. 類似　　　b. 遺伝　　　c. 遺伝子　　　d. 配偶子　　　e. DNA
f. RNA　　　g. 細胞膜　　　h. 染色体

○ 遺伝のきまり

5．顕性の法則について説明したものを、a〜cから1つ選びましょう。

a. 子は一般に親と似た形質をもつ。

b. 対立する形質について純系の両親をかけあわせると、子には親のもつ形質のうち一方のみが現れる。

c. 卵や精子がつくられるとき、対立遺伝子は必ず別の細胞に入る。

（　　　　）

α **遺伝病**

ヒトの病気のなかには、特定の遺伝子が原因で発病する病気があり、このような病気は遺伝します。遺伝病の種類には、顕性遺伝病（マルファン症候群など）と潜性遺伝病（血友病など）などがあります。

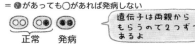

（●：原因遺伝子　○：正常遺伝子）

4

物理

1. 力のはたらき

 基礎

ベッドメーキングや、ベッドから車いすに患者さんを移動するといった看護動作が必要な場面で押さえておきたい知識です。

力の表しかた

●力の三要素（向き、作用点、大きさ）

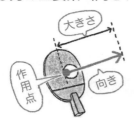

矢印で力の向きを表し作用点で力の始点を表す。
力の大きさは、それに比例した長さのベクトル（矢印）を書く。
力の単位はNを用いる。

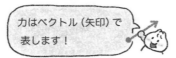

力の種類　　接触してはたらく力と接触せずにはたらく力がある

●接触してはたらく力

例 **押す力**
手が物体を
押す力

糸の張力
糸が物体を
引く力

摩擦力
物体を押した向きと
反対の向きにはたらく力

●接触せずにはたらく力

例 **重力**
地球が地球の中心に
向かって物体を引く力

磁気力
磁石と物体などの間に
はたらく力

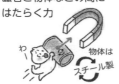

電気力
電荷（図中の⊕や⊖）の間に
はたらく引力や反発力

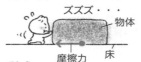

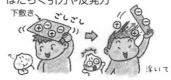

てこの原理

「てこ」とは、小さな力を大きくしたり、大きな力を小さくしたりするしくみです。右図の力を加える点（力点）、力をかけられる点（作用点）、支える点（支点）に注目してください。支点に対し、おもりのある作用点より力点の方が遠いため、より小さい力でおもりを持ち上げることができます。これを、てこの原理といいます。支点・力点・作用点の位置関係がポイントです。

例えば車椅子では、介助者のあやつるハンドル部と足レバー部を力点、後輪を支点として、前輪の作用点がより軽く持ち上げられています。

このように、てこの原理は力を必要とする介護や医療の現場で活用されています。

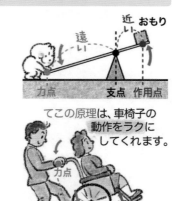

てこの原理は、車椅子の動作をラクにしてくれます。

38

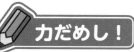 **力だめし！**

○ 力の表しかた

1. 次の文章の空所に入るものを、a～hから1つずつ選びましょう。

　　力は大きさ、向き、（ア　　　　）によって決まり、これを力の三要素という。力の単位は
（イ　　　　）を用いる。

　　力は矢印（ベクトル）を用いて図示する。（ア）を矢印の始点にして、力の向きに矢印の向きを向け、
矢印の長さは力の大きさに（ウ　　　　）するように描く。

　　a．作用線　　　　　b．支点　　　　　　c．作用点　　　　　d．Pa
　　e．kg　　　　　　　f．N　　　　　　　　g．比例　　　　　　h．反比例

○ 力の種類

2. 次の静止している物体にはたらく力を、a～fから<u>すべて</u>選びましょう。

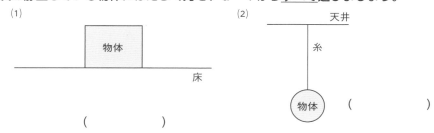

(1)　（　　　　　　　）

(2)　（　　　　　　　）

　　a．床が物体を押す力　　　b．糸の張力　　　　c．摩擦力
　　d．重力　　　　　　　　　e．磁気力　　　　　f．電気力

○ てこの原理

3. 次の文章の空所に入るものを、a～gから1つずつ選びましょう。

　　はさみは、てこの原理を使った文房具です。指を入れる部分が
（ア　　　　）であり、刃先の（イ　　　　）に比べてネジのついた
支点から（ウ　　　　）ため、比較的（エ　　　　）力でも物を切
断することができます。

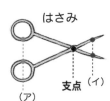

はさみ

支点（イ）

（ア）

　　a．大きい　　　b．小さい　　　c．等しい　　　d．近い
　　e．遠い　　　　f．作用点　　　g．力点

プラスα　ピンセットの支点・力点・作用点

ピンセットは、支点・力点・作用点の並びが右図のようになっています。バネ
部分（支点）に対してもち手部分（力点）が近くて先端（作用点）が遠いため、
物体をやさしくつかむことができます。

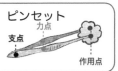

ピンセット

力点

支点

作用点

2. 圧力

看護の手技には、血圧を測る、吸引器の吸引圧を確認するなど、圧力の考え方を理解したうえで行うものがたくさんあります。

圧力

圧力：単位面積あたりに、
垂直にはたらく力の大きさ。
単位はニュートンを面積で
割ったN/m^2＝Pa（パスカル）。

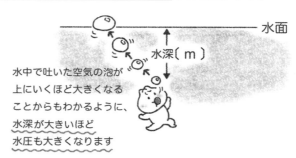

力の大きさ
F〔N〕

面積 S〔m²〕

圧力p〔Pa〕は、力の大きさF〔N〕を、面積S〔m²〕で割る。

$$p = \frac{F}{S}$$

> **プラス@ 血圧**
>
> 血圧とは、心臓から全身に送り出された血液が血管の壁を押す力のことで、単位は「mmHg」がよく用いられます。加齢とともに元来しなやかな血管が硬くなって（動脈硬化）、血圧が上がり、さまざまな病気を引き起こす原因となるため、注意が必要です。

●大気圧

空気にも重さがあり、大気中では空気による圧力がはたらきます。

大気圧：地球表面の空気層による圧力。単位はhPa（ヘクトパスカル）などを用います。

●水圧

水中では水による圧力があります。

水圧：水中の物体に、水からはたらく圧力。単位はPa（パスカル）。

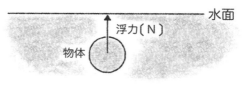

水面

水深〔m〕

水中で吐いた空気の泡が
上にいくほど大きくなる
ことからもわかるように、
水深が大きいほど
水圧も大きくなります

浮力：水中の物体に、水からはたらく上向きの力。単位はN（ニュートン）。浮力の大きさは物体の水深に関係なく、水中の物体と同じ体積の水の重さ（重力の大きさ）と等しくなります。

水面

浮力〔N〕

物体

●陰圧と陽圧

気圧は空気の圧力のことで、空気は気圧の高い方から低い方へ移動します。陽圧とは、容器などの内部の気圧を外部より高く保った状態です。容器内の空気は外部へ出ていきますが、外部の空気は容器内に入りにくくなります。陰圧はその逆で、容器内の気圧を外部より低く保った状態です。

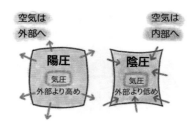

空気は外部へ

空気は内部へ

陽圧
気圧
外部より高め

陰圧
気圧
外部より低め

40

学習日：　　月　　日

力だめし！

○ 圧力

1．次の文の空所に入る数値を記入しましょう。

⑴　右図のように、面積2m²の面に対して垂直に大
きさ4Nの力がはたらいているとき、面に対す
る圧力は（　　　　　）Paである。

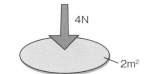

4N

2m²

⑵　面積3m²の面に対する圧力が3Paのとき、この面に対して垂直にはたらく力の大きさは
（　　　　　）Nである。

2．次の文章の空所に入るものを、a～fから1つずつ選びましょう。

空気には（ア　　　　　）があるので、地表は空気による圧力を受ける。この圧力を大気圧という。
大気圧の単位には、（イ　　　　　）などを使う。

　　a．大きさ　　　　　　b．温度　　　　　　c．重さ
　　d．kg　　　　　　　　e．hPa　　　　　　 f．N

3．浮力に関する次の文が正しければ○を、誤っていれば×を記入しましょう。

⑴　浮力の大きさは、物体の水深が深くなればなるほど大きくなる。　　　（　　　　　）

⑵　浮力の大きさは、水中にある物体の体積と同じ体積の水の重さに等しい。　　　（　　　　　）

4．右の図は、内部の圧力（気圧）が外部より低い状態となっている容器のモデル図です。

⑴　この容器内の状態は陰圧か陽圧か答えましょう。　　（　　　　　）

⑵　空気の流れは図のAかBか、答えましょう。　　　　（　　　　　）

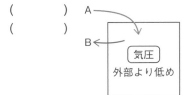

A

B

気圧
外部より低め

医療現場で用いられる陰圧と陽圧

例えば白血病治療において、免疫のはたらきが低下している患者さんが入院する場合、**外部の雑菌が入
り込まないように**、陽圧室（無菌病室）が用意されます。
一方、空気感染性のウイルスに感染した患者さんには、**ウイルスを外部へ出さないように**、陰圧室に入
院してもらいます。

3. 力の規則性

力のつり合い

力がつり合っていても静止しているとは限らない

物体にはたらく力の和（合力）が0の状態。
下記の状態のとき、物体にはたらく力がつり合っている
といえます。

例 逆向きに同じ大きさ
の力がはたらく。

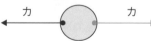

●物体が静止しているとき

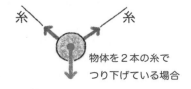

物体を2本の糸で
つり下げている場合

●物体の速度が一定のとき

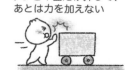

ドンと1回だけ押して、
あとは力を加えない

一定の速度で運動

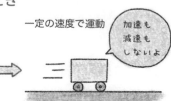

加速も
減速も
しないよ

作用・反作用

物体を押すと、同じ大きさの力で逆向きに押されること。

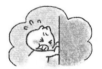

壁を押しても
びくともしない場合

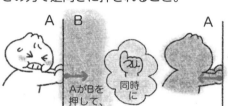

AがBを
押して、

同時に

AはBから
押されている

力の合成

2つ以上の力を1つの力にすること。

例 異なる向きの2つの力

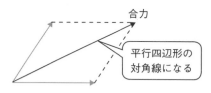

合力

平行四辺形の
対角線になる

坂道で人が車椅子を支え静止する

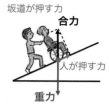

坂道が押す力
合力
人が押す力
重力

※力の合成をイメージしやすいように、
　作用点をずらして描いています

力の分解

1つの力を2つ以上の力に分けること。

例

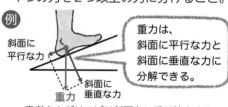

斜面に
平行な力

斜面に
垂直な力

重力

重力は、
斜面に平行な力と
斜面に垂直な力に
分解できる。

患者さんがリハビリ斜面台に乗り静止する

1つの大きい力を、2つ以上の力に
分けることができます

分解 ⇔ 合成

逆の
関係だよ

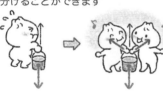

力だめし！

○ 力のつり合い

1．力のつり合いに関する次の文が正しければ○を、誤っていれば×を記入しましょう。

⑴　物体に逆向きで同じ大きさの２つの力がはたらくとき、２つの力はつり合っている。（　　　　）

⑵　物体にはたらく力がつり合っているとき、物体は動かない。　　　　　　（　　　　）

⑶　物体に３つ以上の力がはたらくと、力がつり合うことはない。　　　　　（　　　　）

○ 作用・反作用

2．次の文の空所に入るものを、a〜hから１つずつ選びましょう。

人が右向きに大きさ2Nの力で壁を押して、
壁が動かないとき、壁は人を（ア　　　　　）
向きに（イ　　　　）Nの力で押している。

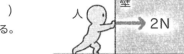

| a．右 | b．左 | c．上 | d．下 |
| e．0 | f．1 | g．2 | h．3 |

○ 力の合成

3．２つの力を合成して合力を図に矢印で示しましょう。

⑴

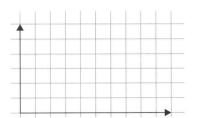

⑵

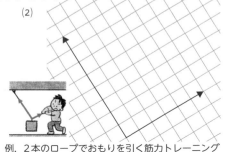

例．２本のロープでおもりを引く筋力トレーニング

○ 力の分解

4．力を点線の２つの方向に分解して図に矢印で示しましょう。

⑴

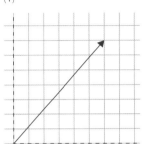

⑵

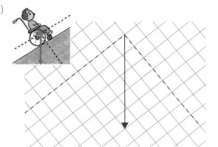

例．斜面に停止している車椅子にかかる重力

【例えてみよう】

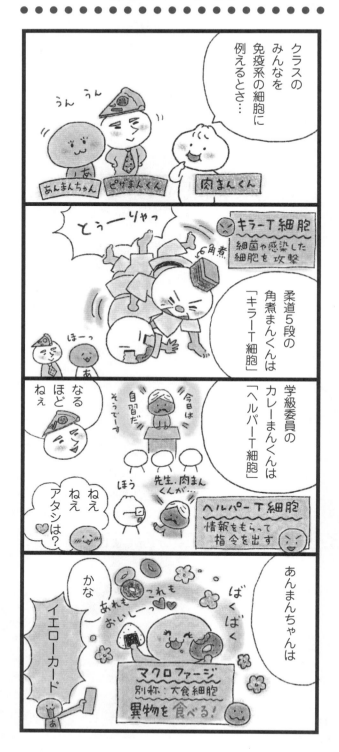

2章 数学

薬液の滴下速度から投下時間を求めたり、特定の濃度の輸液を用意したり、看護記録から必要なデータを読み取ったり。看護の場面では、数学（算数）の知識を使う場面が数多くあります。看護師国家試験にも、計算問題は必ず出題されます。「苦手なものは苦手」とあきらめるのではなく、きちんとおさらいしておきましょう。いろいろなシーンで数学（算数）の知識を使えるようにしておけば心強いですよ。

1. 基本の計算

足すと10になる計算　　　　　　　　　ウオーミングアップをしてみよう！

マス☐の片方に入る
「足すと10になる数字」を声に
出して言いましょう。

| 5 | | 9 | | 7 | | 4 | |

☆解答時間：1問1秒！

| 2 | | 1 | | 6 | | 8 | | 3 | |

答：5、1、3、6、8、9、4、2、7

いろいろな筆算

くり上がり、くり下がりのある足し算・引き算、2けたと3けたのかけ算・割り算を筆算で行いましょう。

> 例題　(1)　37+64　　　(2)　105−17　　　(3)　52×136　　　(4)　621÷27

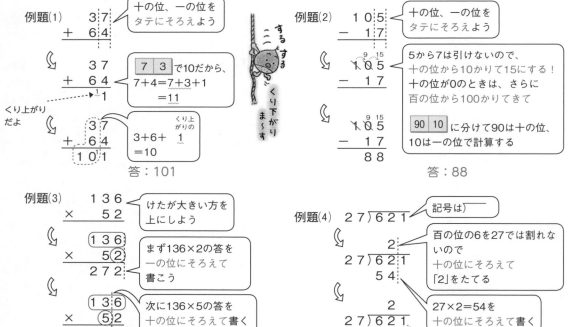

例題(1)
$$\begin{array}{r} 3\ 7 \\ +\ 6\ 4 \\ \hline \end{array}$$
十の位、一の位をタテにそろえよう

$$\begin{array}{r} 3\ 7 \\ +\ 6\ 4 \\ \hline ^1 1 \end{array}$$
7 3 で10だから、7+4=7+3+1 =11

くり上がりだよ

$$\begin{array}{r} 3\ 7 \\ +\ 6\ 4 \\ \hline 1\ 0\ 1 \end{array}$$
3+6+ くり上がりの 1 =10

答：101

する する くり下がり ま～す

例題(2)
$$\begin{array}{r} 1\ 0\ 5 \\ -\ 1\ 7 \\ \hline \end{array}$$
十の位、一の位をタテにそろえよう

$$\begin{array}{r} 9\ 15 \\ 1\ 0\ 5 \\ -\ 1\ 7 \\ \hline \end{array}$$
5から7は引けないので、十の位から10かりて15にする！十の位が0のときは、さらに百の位から100かりてきて

$$\begin{array}{r} 9\ 15 \\ 1\ 0\ 5 \\ -\ 1\ 7 \\ \hline 8\ 8 \end{array}$$
90 10 に分けて90は十の位、10は一の位で計算する

答：88

例題(3)
$$\begin{array}{r} 1\ 3\ 6 \\ \times\ 5\ 2 \\ \hline \end{array}$$
けたが大きい方を上にしよう

$$\begin{array}{r} 1\ 3\ 6 \\ \times\ 5\ 2 \\ \hline 2\ 7\ 2 \end{array}$$
まず136×2の答を一の位にそろえて書こう

$$\begin{array}{r} 1\ 3\ 6 \\ \times\ 5\ 2 \\ \hline 2\ 7\ 2 \\ 6\ 8\ 0 \end{array}$$
次に136×5の答を十の位にそろえて書く

本当はここに「0」があるけど省略

$$\begin{array}{r} 1\ 3\ 6 \\ \times\ 5\ 2 \\ \hline 2\ 7\ 2 \\ 6\ 8\ 0 \\ \hline 7\ 0\ 7\ 2 \end{array}$$
2 8 くり上がりに注意
さいごに足す

答：7072

例題(4)
$$27\overline{)621}$$
記号は

百の位の6を27では割れないので十の位にそろえて「2」をたてる
$$\begin{array}{r} 2\ \ \ \\ 27\overline{)6\ 2\ 1} \\ 5\ 4\ \ \ \end{array}$$

27×2=54を十の位にそろえて書く
$$\begin{array}{r} 2\ \ \ \\ 27\overline{)6\ 2\ 1} \\ 5\ 4\ \ \ \\ \hline 8\ 1 \end{array}$$

十の位には62−54=8 一の位には「1」を下ろしてくる

一の位に「3」をたてる
$$\begin{array}{r} 2\ 3 \\ 27\overline{)6\ 2\ 1} \\ 5\ 4\ \ \ \\ \hline 8\ 1 \\ 8\ 1 \\ \hline 0 \end{array}$$
27×3=81

答：23(余り0)

「そろえる」「たてる」「下ろす」をしっかりね！

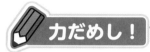 **力だめし！**

◯ 足すと10になる計算

1．次の計算について、「数をすべて足すと10になる」よう空所に数字を入れ、式を完成
　　させましょう。（全5問10秒以内の解答をめざそう！）

(1)　3+(　　　　　　)=10　　　　　(2)　1+5+(　　　　　　)=10

(3)　9+(　　　　　　)=10　　　　　(4)　(　　　　　)+2+3+4=10

(5)　4+(　　　　　　)+4=10

◯ いろいろな筆算

2．次の計算を、筆算や計算の工夫を利用して計算しましょう。

(1)　85+6=(　　　　　　)　　　　　(2)　172+241=(　　　　　　)

(3)　652+48=(　　　　　　)　　　　(4)　54−7=(　　　　　　)

(5)　61−13=(　　　　　　)　　　　(6)　254−68=(　　　　　　)

(7)　61×3=(　　　　　　)　　　　　(8)　36×16=(　　　　　　)

(9)　429×31=(　　　　　　)　　　(10)　125÷5=(　　　　　　)

(11)　848÷54=(　　　　　　)　　　(12)　989÷23=(　　　　　　)
　　　余り(　　　　　　)

3．1日の交通費が平均600円かかるとします。1年間（365日とする）で総額いくらに
　　なるか答えましょう。

（総額　　　　　　　　円）

4．1年間（365日とする）は、何週間と何日になるか答えましょう。

（　　　　　週間と　　　　　日）

5．次の文の空所に入る数値を答えましょう。
　　患者さんに500mLの輸液を2時間20分で点滴するとき、この点滴時間を分に直すと
　　（ア　　　　　）分、秒に直すと（イ　　　　　）秒になります。

四則計算の順序　　　　　　　　　　　　足し算、引き算、かけ算、割り算の総称！

＋、−、×、÷が混ざった計算の順序にはルールがあります。例題を解きながら、ルールをマスターしましょう。

> **例題**
> (1)　6＋3＋9−10−2　　　　　　　　(2)　6×3×5＋9−10÷2
> (3)　5×7−4×(3.5×2＋2)÷6

優先順位…基本的には左から右へ計算しますが、次のような優先順位があります。
　①(　　)の部分が最優先
　　さらに、(小かっこ)＞{中かっこ}＞[大かっこ]の順があります。
　②かけ算・割り算は、足し算・引き算より優先

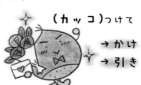

交換法則…足し算、かけ算は、計算の順序を入れ替えてもかまいません。
　例　A＋B＝B＋A、A×B＝B×A

例題(1)　足し算・引き算のみの計算なので、左から右へ計算します。
$$\underset{\langle1\rangle}{6＋3}\underset{\langle2\rangle}{＋9}\underset{\langle3\rangle}{−10}\underset{\langle4\rangle}{−2}＝6　　　※\langle1\rangle→\langle2\rangle→…の順番$$

もうひと工夫！　交換法則と負の数を使ってこんな計算もできます。
　　6＋3＋9−10−2
　＝6＋(3＋9)＋(−10−2)
　＝6＋12＋(−12)＝6

> 負の数−12は＋(−12)と足し算にしたら、順番を入れ替えてもOKだよ！

答：6

例題(2)　優先順位から、足し算・引き算よりかけ算・割り算のほうを先に計算します。
$$\underset{\langle1\rangle}{6×3}\underset{\langle2\rangle}{×5}＋9−\underset{\langle3\rangle}{10÷2}＝\underset{\langle4\rangle}{90＋9}\underset{\langle5\rangle}{−5}＝94$$

> かけ算は順番を入れ替えて計算してもOKだったね！

もうひと工夫！　6 × 3 × 5の部分は、
　交換法則を使って　6 × 5 × 3 ＝ 30 × 3とすると、
　ミスを減らして早く計算できます。

答：94

例題(3)　かっこの優先順位から、(　　)内→かけ算・割り算→足し算・引き算の順に計算します。
　　5×7−4×(3.5×2＋2)÷6

　＝ $\underset{\langle3\rangle}{5×7}$ −4× $\underset{\langle2\rangle}{(7＋2)}$ $\underset{\langle4\rangle}{÷6}$

> 「6で割る」とき、「6の逆数$\frac{1}{6}$」をかけてもいいよ！

　＝35− $\dfrac{\overset{2}{4}×\overset{3}{9}}{\underset{1}{6}}$

> 「分子の4と分母の6」を約分して「分子2分母3」とし、
> 次に「分子の9と分母の3」を約分しよう。
> 消去にはヨコ線、ナナメ線などを使い、見直しがしやすいように。

　＝35−6＝29

答：29

> **プラスα　大きい数**
> 数字には、一、十、百、千、万、億（＝1万の1万倍）、兆（＝1億の1万倍）
> などがあります。1兆は1のあと、0が12個も付きます。

力だめし！

◯ 四則計算の順序

6．次の計算をしましょう。

(1)　$5+2+13-9-1=($　　　　$)$

(2)　$8+6-9+24-13=($　　　　$)$

(3)　$7-2×4+12÷4+9=($　　　　$)$

(4)　$45-1×(-4)×10+9÷3=($　　　　$)$

(5)　$80÷5+(-6)+2×6÷4=($　　　　$)$

(6)　$100-[80-\{60-(40-20)\}]=($　　　　$)$

(7)　$28-2×2×(4+1)+(9+3)÷6=($　　　　$)$

(8)　$(2+5×6)-(17+15÷3)+1=($　　　　$)$

(9)　$\{12-(9-14÷2)×3\}÷4=($　　　　$)$

(10)　$31-[3+4×\{9-(6×3-7×2)÷2-1\}]=($　　　　$)$

7．旅行のおみやげにキャラメルを買いました。ミニサイズ（1箱で4個入り）を4箱、普通サイズ（1箱で10個入り）を3箱、ビッグサイズ（1箱で25個入り）を2箱いちどに買いました。買ったキャラメルは全部で何個になるか答えましょう。

（　　　　個）

8．次の3種の材料をすべて使って、ミックスジュースを作りました。このミックスジュースを6等分すると、何mLになるか答えましょう。

　・りんごジュース100 mL入りパック4本
　・乳酸菌飲料150 mL入りボトル2本
　・レモン果汁20 mL入りパック1本

（　　　　mL）

9．次の計算について、答が同じになるものを、a〜dから2つ選びましょう。

　a．$A+B÷C-D$　　　　　　b．$D+(-A)+B÷C$

　c．$A-D+B×2÷(C×2)$　　　d．$B÷C-(-D)+A$

（　　　と　　　）

倍数と約数

●倍数

ある整数に整数1、2、3、…をかけてできる数を、その数の倍数といいます。

例 5の倍数→5、10、15、20、25、30、35、…　　※0も倍数に含みます。

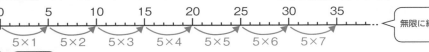

ここは次の「分数」でも
ポイントになるよ！

無限に続く

ここは次の「分数」でもポイントになるよ！

プラスα　不等号

「$x>0$（x大なり0）」といえば、「xは0を含まない、0より大きい数」を表します。
「$x \geqq 0$（x大なりイコール0）」は「xは0以上の数」を表し、0を含みます。
同様に「＜（小なり）」は0を含まず、「≦（小なりイコール）」は0を含みます。

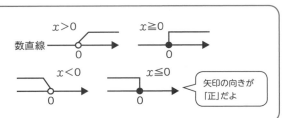

数直線

$x>0$　　$x \geqq 0$

$x<0$　　$x \leqq 0$

矢印の向きが「正」だよ

●公倍数と最小公倍数

2つ以上の整数において、共通する倍数を、それらの数の公倍数といいます。
公倍数のうち最も小さい数を、とくに最小公倍数といいます。　　※公倍数には0は含みません。

例 3と4の公倍数は12、24、36などで、最小公倍数は12

3の倍数→3、6、9、12、15、18、21、24、27、30、33、36、…
4の倍数→4、8、12、16、20、24、28、32、36、…

●約数

ある整数について、割り切ることができる整数を、その数の約数といいます。

一般に約数といえば、正の数だよ

●公約数と最大公約数

2つ以上の整数の共通な約数を、それらの数の公約数といいます。
公約数のうち最も大きい数を、とくに最大公約数といいます。

例 12と20の公約数は1、2、4であり、最大公約数は4

12の約数→1、2、3、4、6、12
20の約数→1、2、　4、5、10、20

最大公約数を求める方法：整数を共通な数で割れるだけ割っていき、共通に割れる数をすべてかけて求めます。

最小公倍数を求める方法：整数を共通な数で割れるだけ割っていき、共通に割れる数と、残った数をかけて求めます。

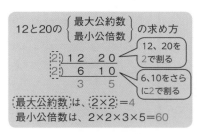

12と20の 最大公約数 最小公倍数 の求め方

12、20を2で割る

6、10をさらに2で割る

最大公約数は、$2 \times 2 = 4$
最小公倍数は、$2 \times 2 \times 3 \times 5 = 60$

プラスα　四捨五入

ある位で「4以下なら切り捨て、5以上なら切り上げ、上の位に1を加える」方法です。
例えば149は、「一の位を四捨五入」すれば149の「9」を切り上げ150となります。
「十の位を四捨五入」すれば149の「49」を切り捨て100になります。

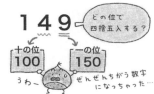

149

どの位で四捨五入する？

十の位
100

一の位
150

うわ～

ぜんぜんちがう数字になっちゃった…

力だめし！

○ 倍数と約数

10. 8の倍数を小さい順に並べたとき、空所に入る数字を答えましょう。

8、16、24、（ア　　　　　）、40、48、56、64、72、（イ　　　　　）、…

11. 10、20、25、100はすべてどの整数の倍数でしょうか。a〜eから1つ選びましょう。

a. 2　　　b. 5　　　c. 10　　　d. 50　　　e. 200　　　　　　　（　　　　　）

12. 次に示す数の約数を、それぞれa〜eから<u>すべて</u>選びましょう。

(1)　40の約数

a. 6　　　b. 8　　　c. 12　　　d. 16　　　e. 20　　　　　　（　　　　　）

(2)　51の約数

a. 3　　　b. 7　　　c. 17　　　d. 21　　　e. 25.5　　　　　（　　　　　）

13. 次は、28と42の最小公倍数と最大公約数を求める手順です。空所に入る数字を答えましょう。

28と42について、それぞれの数を共通の数で割れるだけ割っていく。

```
（ア         ）） 2 8     4 2
（イ         ））  4       6
                 2       3
```

以上から、最小公倍数は（ウ　　　　　）、最大公約数は（エ　　　　　）と求められる。

14. 次の約数と倍数に関する記述について、正しいものには○を、誤っているものには×を空所に記入しましょう。

ア．どんな整数も0倍すると0になるので、すべての整数は公倍数に0を含む。（　　　　　）

イ．どんな整数も1で割り切れるので、すべての整数は約数に1を含む。（　　　　　）

ウ．7の倍数は、無限にある。（　　　　　）

エ．8と24の公倍数は、無限にある。（　　　　　）

オ．40の約数は、全部で7個ある。（　　　　　）

15. チョコレートが12個、キャンディーが16個あります。1枚の皿に同じ数ずつのせていき、どちらも余りが出ないようにしたいとき、皿の数は<u>最も多い場合</u>で何枚になるか答えましょう。

（　　　　　枚）

1. 分数

いろいろな分数

分数には真分数（$\frac{2}{3}$や$\frac{4}{5}$など、分子が分母より小さい）、

仮分数（$\frac{5}{3}$や$\frac{9}{5}$など、分子が分母より大きい）、

帯分数（$2\frac{3}{4}$や$3\frac{1}{7}$など、整数と真分数で表される）があります。

仮分数　　帯分数

$$\frac{9}{5} \circlearrowleft 1\frac{4}{5}$$

変換
できます

約分

分母と分子を、それらの公約数で割っても大きさは変わりません（P.50「倍数と約数」参照）。大きさを変えずに分母をより小さい分数にすることを、約分といいます。

例題　$\frac{3}{15}$と$\frac{7}{35}$はどちらが大きいでしょう。

$\frac{3}{15}$を、分子と分母の公約数3で割ると、$\frac{1}{5}$

なんと、
同じ大きさだった！

$\frac{7}{35}$を、分子と分母の公約数7で割ると、$\frac{1}{5}$

答：同じ大きさ

通分

分母と分子に同じ数をかけても大きさは変わりません。いくつかの分母の異なっている分数を、共通の分母にそろえることを通分といいます。分母のそろっていない数同士を足し算・引き算するときは、おたがいの分母の公倍数（P.50参照）を考えて通分しましょう。

例題　$\frac{3}{4}$と$\frac{4}{5}$はどちらが大きいでしょう。

分母4と5の公倍数は20だよ

$\frac{3}{4}$をいろいろな分数で表すと⇒$\frac{6}{8}$、$\frac{9}{12}$、$\frac{12}{16}$、$\frac{15}{20}$、$\frac{18}{24}$、$\frac{21}{28}$、…

$\frac{4}{5}$をいろいろな分数で表すと⇒$\frac{8}{10}$、$\frac{12}{15}$、$\frac{16}{20}$、$\frac{20}{25}$、$\frac{24}{30}$、$\frac{28}{35}$、…

$\frac{15}{20} < \frac{16}{20}$　つまり

$\frac{3}{4} < \frac{4}{5}$だった！

答：$\frac{4}{5}$

分数の四則計算

分数を足し算・引き算するときは、通分・約分をしてから分子同士を計算します。分数のかけ算・割り算は次のように計算します。計算の答はできるだけ約分して表すのが決まりです。

かけ算

$$\frac{5}{4} \times \frac{3}{2} = \frac{5 \times 3}{4 \times 2} = \frac{15}{8}$$

割り算

$$\frac{5}{4} \div \frac{3}{2} = \frac{5}{4} \times \frac{2}{3} = \frac{5 \times \overset{1}{2}}{\underset{2}{4} \times 3} = \frac{5}{6}$$

約分を忘れずに〜

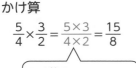

かけ算は、
分子同士・分母同士を
かければよかったね♪

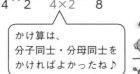

分子どうし

分母どうし

割り算は、まず割る数の
分子と分母を逆にして、
かけ算に

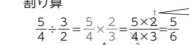
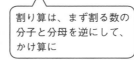

こちらは

$\div\frac{3}{2}$は　$\times\frac{2}{3}$

すごーい
ぱちぱちぱち

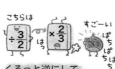

くるっと逆にして
かけ算に！

✏ 力だめし！

◯ いろいろな分数

1．次の分数について、仮分数は帯分数に、帯分数は仮分数にしましょう。

(1) $\dfrac{5}{4}$ = （　　　　）
(2) $\dfrac{14}{3}$ = （　　　　）

(3) $2\dfrac{2}{5}$ = （　　　　）
(4) $3\dfrac{1}{7}$ = （　　　　）

◯ 約分

2．2つの数の大きさを比較し、空所に不等号と等号の記号（＜、＝、＞）のいずれが当てはまるか、答えましょう。

(1) 2（　　　　）$\dfrac{15}{7}$
(2) $\dfrac{8}{5}$（　　　　）$\dfrac{3}{2}$

(3) $\dfrac{14}{21}$（　　　　）$\dfrac{4}{6}$
(4) $\dfrac{3}{10}$（　　　　）$\dfrac{1}{3}$

◯ 通分

3．次の計算をしましょう。

(1) $\dfrac{5}{2}+\dfrac{3}{2}$ = （　　　　）
(2) $\dfrac{1}{3}+\dfrac{1}{4}$ = （　　　　）

(3) $\dfrac{5}{7}-\dfrac{2}{7}$ = （　　　　）
(4) $\dfrac{4}{3}-\dfrac{5}{6}$ = （　　　　）

(5) $\dfrac{1}{2}\times\dfrac{3}{5}$ = （　　　　）
(6) $\dfrac{5}{12}\times\dfrac{2}{3}$ = （　　　　）

(7) $\dfrac{2}{7}\div\dfrac{1}{4}$ = （　　　　）
(8) $\dfrac{5}{12}\div\dfrac{2}{3}$ = （　　　　）

(9) $\dfrac{1}{2}-\dfrac{3}{4}\div2$ = （　　　　）
(10) $\dfrac{7}{36}\div\dfrac{14}{3}+\dfrac{1}{2}\times\dfrac{1}{6}$ = （　　　　）

◯ 分数の四則計算

4．右の計算問題について、Aさん、Bさん、Cさんがそれぞれの考えを発言しています。内容に<u>まちがい</u>を含んでいる人は誰でしょう。1人選び、名前で答えましょう。

$$\dfrac{5}{3}\div\dfrac{2}{3}\div\dfrac{5}{2}=\,?$$

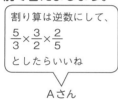

割り算は逆数にして、
$\dfrac{5}{3}\times\dfrac{3}{2}\times\dfrac{2}{5}$
としたらいいね

Aさん

5と5、3と3、2と2が
約分できるから
答は1になるね

Bさん

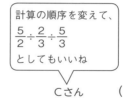

計算の順序を変えて、
$\dfrac{5}{2}\div\dfrac{2}{3}\div\dfrac{5}{3}$
としてもいいね

Cさん　　（　　　　さん）

2. 小数

小数の計算

小数の計算は、整数の計算と基本的に同じです。次のことがポイントです。

・足し算・引き算は、小数点をそろえること

・かけ算・割り算は、小数点を正しい位置に打つ・ずらすこと

足し算・引き算では

$\boxed{0.15}$
$\boxed{4.1}$

小数点を
そろえましょう

足し算 例 $0.15+4.1=4.25$

$$\begin{array}{r} 0.15 \\ +\ 4.1 \\ \hline 4.25 \end{array}$$

小数点を
そろえる

引き算 例 $10-0.4=9.6$

$$\begin{array}{r} 10.0 \\ -\ 0.4 \\ \hline 9.6 \end{array}$$

①小数点を
そろえる

②10には、かくれていた
「.0」を書き加えて
0.4を引き算しやすくする

かけ算 例 $0.74×0.2=0.148$

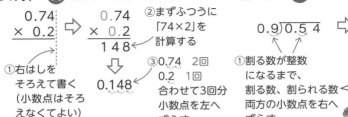

$$\begin{array}{r} 0.74 \\ ×\ 0.2 \end{array}$$
⇨
$$\begin{array}{r} 0.74 \\ ×\ 0.2 \\ \hline 148 \end{array}$$

①右はしを
そろえて書く
（小数点はそろ
えなくてよい）

②まずふつうに
「74×2」を
計算する

⇩

③0.74 2回
0.2 1回
合わせて3回分
小数点を左へ
ずらす

0.148

割り算 例 $0.54÷0.9=0.6$

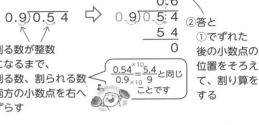

$0.9\overline{)0.54}$ ⇨
$$0.9\overline{)0.54}$$

①割る数が整数
になるまで、
割る数、割られる数
両方の小数点を右へ
ずらす

$\dfrac{0.54}{0.9}\begin{smallmatrix}×10\\×10\end{smallmatrix}=\dfrac{5.4}{9}$と同じ
ことです

②答と
①でずれた
後の小数点の
位置をそろえ
て、割り算を
する

分数⇔小数への変換

●分数から小数へ

分子÷分母の計算をすると、小数になります。

※真分数なら1以下、仮分数なら1以上になります。

例 $\dfrac{5}{4}=5÷4=1.25$

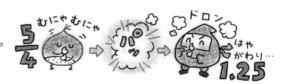

●小数から分数へ

小数をわかりやすい $\dfrac{整数}{10の累乗}$ の形で表してから、できるかぎり約分します（P.52「約分」参照）。

例 $0.6=\dfrac{6}{10}=\dfrac{3}{5}$
約分する

$0.02=\dfrac{2}{100}=\dfrac{1}{50}$
約分する

分数と小数が混ざった計算

式の中の分数を小数に直せる場合は、原則として小数で統一しましょう。

例 $\dfrac{1}{8}+1.15=0.125+1.15=1.275$

式の中の分数を小数に直せない場合（例えば、$\dfrac{1}{3}=0.333\cdots$など）は、分数で統一しましょう。
答はできるかぎり約分します。

例 $0.2+\dfrac{1}{6}=\dfrac{1}{5}+\dfrac{1}{6}=\dfrac{6+5}{30}=\dfrac{11}{30}$
通分する

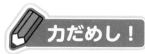

○ 小数の計算

1. 次の計算をしましょう。

(1) $123.5 + 6.78 = ($ 　　　　　$)$　　　　(2) $87.5 - 6.43 = ($ 　　　　$)$

(3) $0.2 \times 5.8 = ($ 　　　　$)$　　　　(4) $0.51 \div 1.7 = ($ 　　　　$)$

2. 次の文の空所に入る数値を答えましょう。

　Aさんが「$32.5 \times 2 = ？$」という問題を、右のように筆算で解きましたが「不正解」でした。正しく計算すると、答は（　　　　　）になります。

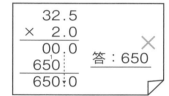

○ 分数⇔小数への変換

3. 次の分数を小数へ書きかえましょう。割りきれない場合は<u>小数第2位を四捨五入</u>して、小数第1位まで答えましょう。

> 四捨五入については、P.50を確認！

(1) $\dfrac{3}{4} = ($ 　　　　$)$　　　　(2) $\dfrac{4}{12} = ($ 　　　　$)$

(3) $\dfrac{7}{5} = ($ 　　　　$)$　　　　(4) $\dfrac{11}{6} = ($ 　　　　$)$

4. 次の小数を分数へ書きかえましょう。

(1) $0.7 = ($ 　　　　$)$　　　　(2) $0.8 = ($ 　　　　$)$

(3) $1.5 = ($ 　　　　$)$　　　　(4) $2.25 = ($ 　　　　$)$

○ 分数と小数が混ざった計算

5. 次の計算をしましょう。ただし、答は〔　　〕内に指示した形式で表しましょう。

(1) 〔小数〕 $\dfrac{1}{4} + 1.25 = ($ 　　　　$)$　　(2) 〔小数〕 $2.03 + \dfrac{3}{8} = ($ 　　　　$)$

(3) 〔分数〕 $1.3 - \dfrac{2}{3} = ($ 　　　　$)$　　(4) 〔分数〕 $\dfrac{5}{9} - 0.6 = ($ 　　　　$)$

3. 割合

割合

比較するときに使うことが多い

割合…注目する値が全体のどれくらいを占めるのかを表すもの。

$$割合 = \frac{注目する値}{全体の値}$$

例 10枚のカードのうち、絵が描かれたカードが2枚あるとき、
絵が描かれたカードの割合は、

$$\frac{2}{10} = \frac{1}{5} = 0.2$$ 割合は分数や
小数で表すよ

割合を使うと、比較がしやすくなります。比較するときは、
小数で表したほうが、より比較しやすいです。

例 10本のうち当たりが3本あるくじAと、8本のうち当たりが
2本あるくじBがあるとき、当たりくじの割合は、

くじA：$\frac{3}{10} = 0.3$ くじB：$\frac{2}{8} = 0.25$

くじAのほうが、当たりくじの割合が大きいとわかります。

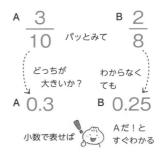

A $\frac{3}{10}$ B $\frac{2}{8}$ パッとみて

どっちが
大きいか？ わからなく
ても

A 0.3 B 0.25

小数で表せば Aだ！と
すぐわかる

百分率

分数や小数以外で割合を表す

百分率…注目する値について、全体を100としたときの割合。
単位にパーセント（%）を用いる。

$$パーセント = \frac{割合を求めたい値}{全体の値} \times 100$$

例 20人のクラスの中で男子生徒が5人いるとき、クラス
の男子生徒の割合をパーセントで表すと、

$$\frac{5}{20} \times 100 = \frac{1}{4} \times 100 = 25（\%）$$

また、全体の値 $\times \dfrac{パーセント}{100}$ で、割合を示した「実際
の値」がわかります。

例 1000円の商品が25％割引のとき、安くなった金額は、

$$1000 \times \frac{25}{100} = 1000 \times 0.25 = 250（円）$$

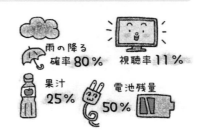

25％の値を知りたい
ときは、0.25倍
すればいいよ

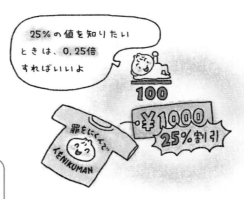

歩合

割合を表す方法に歩合があり、単位に割（10分の1）、
歩（100分の1）、厘（1000分の1）を使います。
野球で「打率2割6分5厘」などと聞くことがあり
ますが、これは「打率26.5％」と同じです。

雨の降る
確率80％ 視聴率11％

果汁
25％ 電池残量
50％

56

力だめし！

○ 割合

1．次の割合を小数で答えましょう。

(1) 80ページの雑誌でカラーページが16ページのとき、カラーページの割合。

（　　　　　）

(2) 男子12人、女子18人のクラスの女子の割合。

（　　　　　）

2．次の割合を分数で答えましょう。

(1) 13本のうち当たりが4本入っているくじの、当たりくじの割合。

（　　　　　）

(2) 食塩7gを溶かした食塩水210gの、食塩の割合。

（　　　　　）

3．Aさん、Bさんのうち、正解の割合が大きいのはどちらでしょうか。

(1) Aさん：40問中32問正解　Bさん：36問中27問正解

（　　　　さん）

(2) Aさん：36問中33問正解　Bさん：32問中29問正解

（　　　　さん）

○ 百分率

4．次の割合をパーセントで答えましょう。

(1) 体重60kgの人の体で水分が36L（1L＝1kg）を占めるときの、水分の割合。

（　　　　%）

(2) 405人中81人がハンカチを持っているとき、ハンカチを持っている人の割合。

（　　　　%）

5．次の数値を答えましょう。

(1) ある意見について、「賛成か反対か」を調べた。200人中27%の人が賛成したとき、賛成した人数。

（　　　　人）

(2) ある工場でつくった製品について製品チェックをした。980個のうち5%が不良品だったとき、不良品の数。

（　　　　個）

4. 速さ

 基礎

速さの求めかた

かかった時間と移動距離で計算できる

速さ…決まった時間〔1時間（1hour）や1秒間（1second）など〕に移動した距離。

$$速さ＝\frac{移動距離}{かかった時間}$$

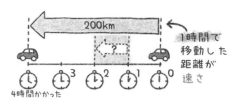

速さの単位には km/h、m/s などがあり、1m/s＝3.6km/h です。

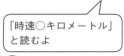
「時速○キロメートル」
と読むよ

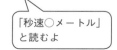
「秒速○メートル」
と読むよ

例 200kmの道のりを移動するのに4時間（4hours）かかったとき、速さは、

$$\frac{200}{4}＝50(km/h)$$

例 100mの陸上競技のトラックを10秒（10seconds）で走った人の速さは、

$$\frac{100}{10}＝10(m/s)$$

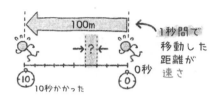

時間の求めかた

移動距離と速さで計算できる

移動距離と速さがわかれば、かかった時間は、

$$かかった時間＝\frac{移動距離}{速さ}$$

で計算できます。

例 45km/hで135kmを移動するのにかかった時間は、

$$\frac{135}{45}＝3(時間)$$

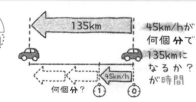

距離の求めかた

速さと時間で計算できる

速さとかかった時間がわかれば、移動距離は、

移動距離＝速さ×かかった時間

で計算できます。

例 3.5m/sで12秒間走ったとき、移動距離は、

3.5×12＝42(m)

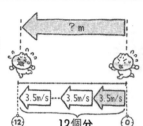

 平均の速さと瞬間の速さ

ここで計算しているのは平均の速さです。自動車などのスピードメーターに表示されるのは瞬間の速さで、速さは刻々（こくこく）と変化します。

※「距離」を「物の量」に置き換えた速さの計算もあります。
例：点滴の量

58

力だめし！

○ 速さの求めかた

1. 次の文について、それぞれの速さは時速何kmかを答えましょう。

(1) 60kmの道のりを2時間かけて自動車で移動した。

（　　　　　km/h）

(2) 90kmの道のりを4.5時間かけてバイクで移動した。

（　　　　　km/h）

(3) 2500mの道のりを30分かけて歩いた。

（　　　　　km/h）

(4) 7000mの道のりを42分かけて走った。

（　　　　　km/h）

2. 次の問いに答えましょう。

(1) 5m/sは何km/hか。

（　　　　　km/h）

(2) 9km/hは何m/sか。

（　　　　　m/s）

○ 時間の求めかた

3. 次の文について、それぞれのかかった時間を求めましょう。

(1) 速さ56km/hで168kmの道のりを自動車で移動した。

（　　　　　時間）

(2) 速さ9km/hで27kmの道のりを自転車で移動した。

（　　　　　時間）

(3) 速さ3m/sで10.8kmの道のりを自転車で移動した。

（　　　　　時間）

(4) 残量150Lの酸素ボンベで、酸素を1分間に3L使用し、使い切った。

（　　　　　分）

○ 距離の求めかた

4. 次の文について、それぞれの移動距離を求めましょう。

(1) 速さ40km/hで、自動車で4時間移動した。

（　　　　　km）

(2) 速さ8km/hで、自転車で2時間移動した。

（　　　　　km）

(3) 速さ4km/hで、歩いて30分移動した。

（　　　　　km）

(4) 速さ2m/sで、走って45分移動した。

（　　　　　km）

5. 濃度

濃度の計算

水溶液中の溶質の割合を計算する

濃度(質量パーセント濃度)…水溶液の濃度はパーセント(%)を使って表す。

$$濃度(\%) = \frac{溶質の質量(g)}{水溶液の質量(g)} \times 100$$

分母は水の質量ではなく、水溶液の質量であることに注意する。

例 水190gに食塩10gを溶かしたとき、水溶液全体で
190＋10＝200(g)になるので、食塩水の濃度は、

$$\frac{10}{200} \times 100 = 5(\%) \quad となります。$$

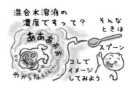

また、水溶液中の溶質の質量は、

$$水溶液の質量(g) \times \frac{濃度(\%)}{100} \quad で計算できます。$$

例 濃度4%の食塩水150g中の食塩と水の質量は、

$$食塩：150 \times \frac{4}{100} = 6(g) \qquad 水：150 - 6 = 144(g) \quad となります。$$

混合水溶液の濃度

混合後の「溶質の質量」がポイント

水溶液を混合したときの濃度を求めるには、まず溶質の質量の和を求めます。

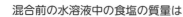

例題 濃度3%の食塩水200gと6%の食塩水100gを混合しました。混合後の濃度を求めましょう。

混合前の水溶液中の食塩の質量は
3%の食塩水200g　　6%の食塩水100g

混合した水溶液の質量は
200＋100＝300(g)

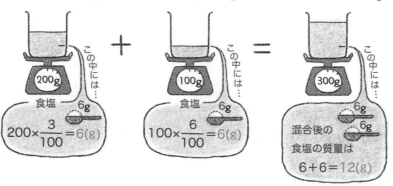

したがって
混合後の濃度は

$$\frac{12}{300} \times 100 = 4(\%)$$

答：4(%)

力だめし！

○ 濃度の計算

1．次の食塩水の濃度（質量パーセント濃度）を求めましょう。

(1) 食塩20gを水に溶かしてつくった食塩水500g

(　　　　　　　％)

(2) 食塩21gを水に溶かしてつくった食塩水300g

(　　　　　　　％)

(3) 食塩20gを水380gに溶かしてつくった食塩水

(　　　　　　　％)

(4) 食塩7gを水133gに溶かしてつくった食塩水

(　　　　　　　％)

2．次の問いに答えましょう。

(1) 濃度3％の食塩水150gに含まれる食塩の質量は何gですか。

(　　　　　　　g)

(2) 濃度7％の食塩水200gに含まれる水の質量は何gですか。

(　　　　　　　g)

(3) 食塩25gを水に溶かして濃度5％の食塩水をつくりました。水の質量は何gですか。

(　　　　　　　g)

○ 混合水溶液の濃度

3．濃度8％の食塩水400gと濃度6％の食塩水100gを混合しました。

(1) この混合水溶液に含まれる食塩の質量は何gですか。

(　　　　　　　g)

(2) この混合水溶液の濃度は何％ですか。

(　　　　　　　％)

4．濃度3％の食塩水250gと濃度5％の食塩水150gを混合しました。

(1) この混合水溶液に含まれる食塩の質量は何gですか。

(　　　　　　　g)

(2) この混合水溶液の濃度は何％ですか。

(　　　　　　　％)

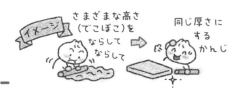

1. 平均

平均とは
さまざまな値をならした、中間の値

平均値は比較をするときに便利です。

平均…さまざまな値を含むとき、ならして考えるために平均値を用いる。

$$平均値 = \frac{すべての値の和}{個数}$$

例 クラスで行われた100点満点の英語のテストの平均点が50点、数学の

テストの平均点が40点のとき、

「生徒は英語に比べて数学の学力が低い」

と推定できます。また、1カ月前に行った同じ英語のテストの平均点

が45点なら、

「1カ月前に比べて生徒の英語の学力が伸びている」

と推定できます。

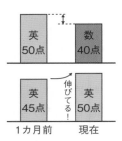

平均値の注意事項
「平均値同士は平均してはダメ」ってどういうこと？

平均値を扱うとき、注意することの1つに、「平均値同士を単純に平均してはいけない」ということがあります。

例 Aグループ25人の平均身長が159cm、Bグループ35人の

平均身長が157cmのとき、

A、Bグループ全体の平均身長は、

$$\frac{159+157}{2} = 158(cm) \quad ではありません。$$

単純に「足して2で割る」ではダメなの？

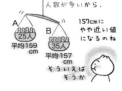

Aグループは身長159cmの人が25人、Bグループは身長157cmの人が35人いると考えて、

$$\frac{159 \times 25 + 157 \times 35}{25+35} = 157.83\cdots \fallingdotseq 157.8(cm) \quad となります。$$

@ 【平均値は真ん中？】

平均値を真ん中の値と考える人が多いようです。
テストの点数がクラスの平均点を上回ったかどうかで、一喜一憂する人もいます。しかし、平均点を上回ったからといって、クラスの真ん中より上位とは限りません。
真ん中より上位かどうかを確かめるには、中央値を用います。右の例の場合、中央の位置にいる3位の人の点数（95点）が中央値です。

例 5人で受けたテスト「平均点77点」で よくできた方よね〜…と思ったら、

こんなこともあります

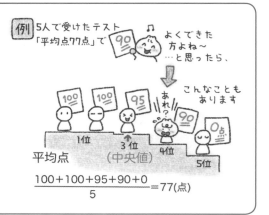

平均点

$$\frac{100+100+95+90+0}{5} = 77(点)$$

力だめし！

○ 平均とは

1. 右の表は、15人のグループの
   メンバーに、持っているシャ
   ツの枚数を聞いたときの結果
   です。これをもとに、次の問いに答えましょう。

枚数（枚）	4	5	6	7	8	9	10
人数（人）	1	2	4	3	3	1	1

(1) グループのメンバー全員が持っているシャツの総数は何枚ですか。

（　　　　　　枚）

(2) グループのメンバー1人が持っているシャツは平均何枚ですか。

（　　　　　　枚）

(3) グループにシャツを18枚持っているメンバーが1人加わりました。このグループのメンバーが
    持っているシャツは平均何枚ですか。

（　　　　　　枚）

2. 右の表は、昨年度の1年1組の生徒と今年度の1
   年1組の生徒のBMI（体格指数）の平均です。昨
   年度と今年度を比べて、右の表からわかること
   は○を、わからないことは×を記入しましょう。

	男子	女子
昨年度	21.2	20.8
今年度	21.1	20.9

(1) 今年度の生徒は、昨年度の生徒に比べて男子のBMIは低いが、女子のBMIは高い。

（　　　　　）

(2) 昨年度の生徒は、1年間で男子のBMIは下がったが、女子のBMIは上がった。

（　　　　　）

○ 平均値の注意事項

3. 2年1組の生徒は30人で、1日の学習時間の1人あたりの平均は20分でした。また、2
   年2組の生徒は36人で、1日の学習時間の1人あたりの平均は26分でした。2年1組と
   2組を合わせて考えたとき、1日の学習時間の1人あたりの平均は何分でしょうか。小
   数第2位を四捨五入して、小数第1位まで答えましょう。

（　　　　　　分）

2. 比

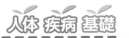

比の表しかた　割合について、「分数」は縦に、「比」は横に表したもの

比…注目する二つの値の割合を
　　A：B　（A対B、と読む）
　　で表したもの。

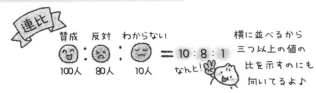

連比

賛成　反対　わからない
😊 ： 😠 ： 😣 ＝ 10：8：1　なんと！
100人　80人　10人

横に並べるから
三つ以上の値の
比を示すのにも
向いてるよ♪

整数比は、最大公約数(p.50「倍数と約数」参照)で割ることで、簡単に求められます。

例 105円のお菓子と30円のお菓子の値段の比は、
　　105円：30円＝105：30

割合なので単位
「円」はいらない

　　＝7：2

105＝3×5×7、30＝2×3×5なので
両方の数を最大公約数3×5＝15で割る

比が分数なら、分母の最小公倍数(p.50参照)をかけることで、簡単に求められます。

例 $\frac{1}{4}$：$\frac{1}{6}$＝3：2

4＝2×2、6＝2×3より、
両方の数に最小公倍数2×2×3＝12をかける

比を使った計算

例題　あるクラスの人数が20人で、男子：女子＝3：2ならば、男子は何人でしょうか。

男子をx人、女子を($20-x$)人とおきます。比は3：2なので
　　x：($20-x$)＝3：2

男子：女子を人数と比で表したら、
内側同士でかけ算3×($20-x$)、
外側同士でかけ算2×xをする。

　　$2x=3\times(20-x)$
　　$2x=60-3x$
　　$5x=60$
これを解いて、$x=12$（人）

3：2
男子　女子

全員で20人

答：12（人）

➕α 黄金比、白銀比

名刺や文庫本、西洋建築や美術、自然界には、最も安定した美しい
比率とされる縦：横＝約1：1.618の「黄金比」が隠れています。
また、昔の日本建築、ノートやレポート用紙のサイズ「B5」「A4」
には、1：$\sqrt{2}$の「白銀比」が採用されています。

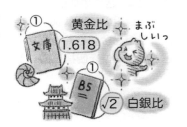

黄金比 ・ まぶ しいっ
文庫 1.618

BS ＝ $\sqrt{2}$ 白銀比

力だめし！

○ 比の表しかた

1. 次の文の空所に入るものを、(ウ)は用語で、それ以外は値で答えましょう。

210：330という比を、最も簡単に表したい。このとき、それぞれの数が

210＝2×3×5×（ア　　　　）

330＝2×3×（イ　　　　）×11

と分解できるから、2つの数の（ウ　　　　　　　　）である（エ　　　　）で割れば

210：330＝（オ　　　　）：11

となる。

2. 次の比を簡単にしましょう。

(1)　35：21＝（　　　　：　　　　）　(2)　$\frac{1}{2}:\frac{1}{7}$＝（　　　　：　　　　）

(3)　$\frac{5}{6}:\frac{15}{24}$＝（　　　　：　　　　）　(4)　15：39：9＝（　　　：　　　：　　　）

○ 比を使った計算

3. ある病棟の入院患者数は35人で、男性：女性＝4：3でした。男性は何人でしょうか。
（　　　　人）

4. 150cmのリボンがあります。姉と妹で8：7の割合になるように分けるとき、妹のリボンの長さは何cmになるでしょうか。
（　　　　cm）

5. 右の長方形は、縦と横の長さの比が6：7となっていて、横の長さは28cmです。縦の長さは何cmでしょうか。
（　　　　cm）

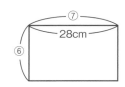

6. おいしいプリンの材料の配合比(重量)は、「牛乳：卵：砂糖＝4：2：1」といわれています*。卵1個あたりの重量は50gで、これを2個残さずプリンの材料に使いたいとき、牛乳と砂糖は何g用意すればよいでしょうか。

＊：諸説あります。
（牛乳　　　　g、砂糖　　　　g）

3. 比例・反比例

比例

比例…xが2倍、3倍、4倍、…となるとき、
　　　yが2倍、3倍、4倍、…となる関係。
　　　式で表すと、$y=ax$　（$a\neq0$）

● 「yはxに比例する」ともいいます。
● グラフは、直線・原点を通るのが特徴です。

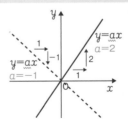

aは、グラフの傾きを表しているね！

プラスなら右肩上がり
マイナスなら右肩下がりだよ！

　　比例の問題では、式$y=ax$について「xとyは何を表すか？」と
「aはいくらか？」を求めることが大事です。

 　2mで140円の布があります。3m買うといくらでしょう。

買う布の長さをx(m)、支払う金額をy(円)とおきます。
xとyは、$y=ax$で表されます。
$140=a\times2$　から、$a=70$ 　　aが求められた！
よって、$x=3$のとき、
$y=70\times3=210$(円)

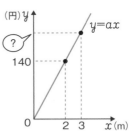

答：210（円）

反比例

反比例…xが2倍、3倍、4倍、…となるとき、

　　　yが$\dfrac{1}{2}$倍、$\dfrac{1}{3}$倍、$\dfrac{1}{4}$、倍…となる関係。

　　　式で表すと、$y=\dfrac{a}{x}$　（$a\neq0$）

● 「yはxに反比例する」ともいいます。
● グラフは、曲線・原点対称に2本なのが特徴です。

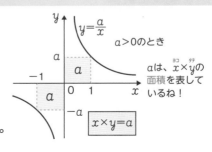

$a>0$のとき

aは、$x\times y$の面積を表しているね！

$x\times y=a$

この曲線は「双曲線」というよ

比例と同様、反比例の問題でも、式$y=\dfrac{a}{x}$について「xとyは何を表すか？」と

「aはいくらか？」を求めることが大事です。

 　毎分5Lの水を入れると4分でいっぱいになる水槽に、
　　　　　毎分4Lの水を入れると何分でいっぱいになりますか。

1分あたりの水の量をx(L)、水を入れる時間をy(分)とおきます。

xとyは、$y=\dfrac{a}{x}$で表されます。

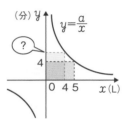

$4=\dfrac{a}{5}$　から、$a=20$ 　　aが求められた！

よって$x=4$のとき、$y=\dfrac{20}{4}=5$(分)

答：5（分）

力だめし！

○ 比例

1. 次の式a〜eのうち、「yがxに比例している」ものを、<u>すべて</u>選びましょう。

　　a. $y=3x-1$　　　　b. $y=\dfrac{1}{3}x$　　　　c. $y=\dfrac{3}{x}$

　　d. $y=x^2$　　　　e. $y+100x=0$　　　　　　　（　　　　　　　）

2. 次の文の空所に、それぞれ漢字1字を入れましょう。

　　比例の式 $y=ax$ のグラフは、（ア　　　　）点を通る（イ　　　　）線のグ

ラフとなり、aはグラフの（ウ　　　　）きを表している。

3. 右図のように、容器のふちいっぱいに水が入った状態から水を抜い
ていきます。表ははじめの水面を0として、水を抜きはじめてから
x分後の水位 $y$cmを表しています。yとxの関係を、$y=ax$ の形
で答えましょう。

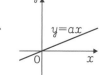

時間x(分)	1	2	3	4
水位y(cm)	−4	−8	−12	−16

　　　　　　　　　　　　　　　　　　　　　　　　（　　　　　　　）

○ 反比例

4. 次の式a〜eのうち、「yがxに反比例している」ものを、<u>すべて</u>選びましょう。

　　a. $y=\dfrac{1}{2}x$　　　　b. $y=-2x$　　　　c. $y=\dfrac{1}{2x}$

　　d. $xy=3$　　　　e. $y+\dfrac{1}{x}=0$　　　　　（　　　　　　　）

5. 次の文の空所に、それぞれ漢字1字を入れましょう。

　　反比例の式$y=\dfrac{a}{x}$のグラフは、（ア　　　　）本の（イ　　　　）

曲線のグラフとなり、aは$x×y$で表される直角四角形の

（ウ　　　　）積を表している。

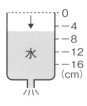

6. 面積が40cm²になるような長方形の辺の長さを考えます。表は縦x(cm)と横y(cm)

の辺の長さの関係を表しています。yとxの関係を、$y=\dfrac{a}{x}$ の形で答えましょう。

縦x(cm)	1	2	4	8	10
横y(cm)	40	20	10	5	4

　　　　　　　　　　　　　　　　　　　　　　　　（　　　　　　　）

1. 単位の表しかた

接頭語

　単位の前に付ける接頭語には、k、m、μ などがあり、果てしなく大きい数や、非常に小さい数を表すのに便利です。例えばヒトの細胞の直径はおよそ0.00005m（メートル）ですが、ゼロが多すぎてかえってわかりにくいので、50μm（マイクロメートル）と表します。

長さ、重さ、面積、体積

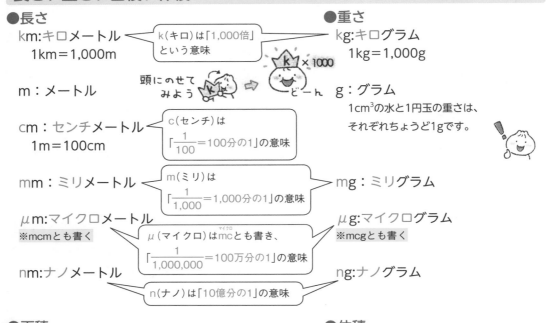

● 長さ
　km：キロメートル
　　1km＝1,000m

k（キロ）は「1,000倍」という意味

　m：メートル

　cm：センチメートル
　　1m＝100cm

c（センチ）は「$\frac{1}{100}$＝100分の1」の意味

　mm：ミリメートル

m（ミリ）は「$\frac{1}{1,000}$＝1,000分の1」の意味

　μm：マイクロメートル
　※mcmとも書く

μ（マイクロ）はmcとも書き、「$\frac{1}{1,000,000}$＝100万分の1」の意味

　nm：ナノメートル

n（ナノ）は「10億分の1」の意味

● 重さ
　kg：キログラム
　　1kg＝1,000g

頭にのせてみよう　k ⇒ k ×1000　びーん

　g：グラム
　　1cm³の水と1円玉の重さは、それぞれちょうど1gです。

　mg：ミリグラム

　μg：マイクログラム
　※mcgとも書く

　ng：ナノグラム

● 面積
　m²：平方メートル
　cm²：平方センチメートル
　　　1m²＝(100cm)²＝10,000cm²
　mm²：平方ミリメートル
　　　1m²＝(1,000mm)²＝1,000,000mm²

● 体積
　m³：立方メートル
　cm³：立方センチメートル
　　　1m³＝(100cm)³
　　　　＝1,000,000cm³
　mm³：立方ミリメートル
　　　1m³＝(1,000mm)³
　　　　＝1,000,000,000mm³
　ゼロが9個なので、10^9とも書く

プラスα　SI接頭語

　SI接頭語は、量の大きさをシンプルに表すために、単位の前に付ける接頭語です。kより大きいM（10^6＝100万倍）、G（10^9＝10億倍）もあります。nより小さいp（10^{-12}＝1兆分の1）など、世界中の科学や医学、栄養学の分野で利用されています。
　※SI：国際的に定められた単位のこと。

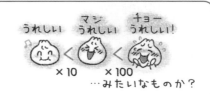

うれしい ＜ マジうれしい ＜ チョーうれしい！
×10　×100　…みたいなものか？

学習日：　　月　　日

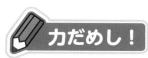 **力だめし！**

○ 長さ、重さ、面積、体積

1．次の下線部に示された長さ・重さを、（ ）の後に指定された単位に換算しましょう。

(1) 4歳児の平均身長は約<u>100cm</u>⇒（　　　　）m

(2) 体長3mにもなるクロマグロの卵の直径は約<u>0.001m</u>⇒（　　　　）mm

(3) 髪の毛の太さは、約<u>70μm</u>⇒（　　　　）mm

(4) インフルエンザウイルスの大きさは、約<u>0.1μm</u>⇒（　　　　）nm

(5) Mサイズの卵1パック分（10個）の総重量は約<u>600g</u>⇒（　　　　）kg

(6) ヒトの体細胞1個の重さは約<u>$\dfrac{1}{1,000,000,000}$g</u>⇒（　　　　）ng

2．次の計算の答を、（ ）の後に指定された単位で答えましょう。

(1) 0.2mm×100＝（　　　　）cm

(2) 5km−1,500m＝（　　　　）km

(3) 1.7kg+800g＝（　　　　）kg

(4) 60mg+0.4g＝（　　　　）mg

3．次の文章のア、イに入る値を答えましょう。

出産直後の計量で3.1kgだったある新生児の体重が、平均して1日あたり約30gずつ増加したとします。100日後には約（ア　　　　　　　　）g増加し、計算上の体重は（イ　　　　）kgになります。

4．次の下線部に示された面積・体積を、（ ）の後に指定された単位に換算しましょう。

(1) 右図のように野球の1〜3塁ベース、ホームベースで囲まれた正
方形は、一辺が約2,740cmあります。
よって、面積はおよそ
2,740cm×2,740cm＝<u>7,507,600cm²</u>です。
（　　　　　　）m²

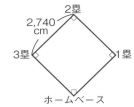

(2) 右図の消しゴムは、
横40mm、縦20mm、高さ15mmです。
よって、体積は
40mm×20mm×15mm＝<u>$12×10^3$mm³</u>です。
（　　　　）cm³

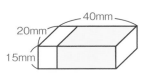

1. 図・グラフでみる数・量

アンケートや体力測定の結果など、数・量の集まりをデータといいます。
データをよりわかりやすくみせるために、図やグラフを活用できます。

さまざまなグラフ

絵グラフ：情報は少ないがパッと目を引く

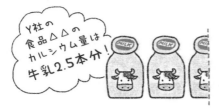

棒グラフ：複数のデータの比較に向く

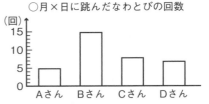

折れ線グラフ：時間の経過による変化がみえる

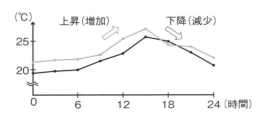

円グラフ：扇形の角度が割合を示す

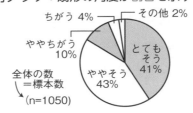

帯グラフ：割合を示す。変化も表せる※

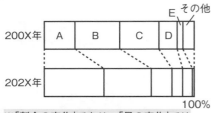

※「割合の変化」であり、「量の変化」では
ないことに注意！

ヒストグラム：平均値からはわからない、
データの「散らばり具合」を示す

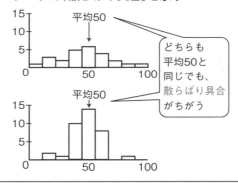

どちらも
平均50と
同じでも、
散らばり具合
がちがう

「こうもりの翼」グラフ

近代看護学を築いたイギリスのフローレンス・ナイチンゲールは19世紀、兵士の死亡者数と戦地の病院の衛生状態との因果関係を、独自のグラフでわかりやすく説明しました。このグラフは、その形から「こうもりの翼」グラフと呼ばれています。

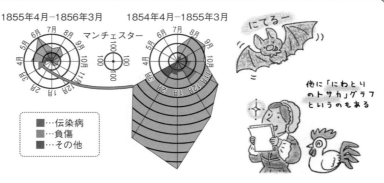

他に「にわとりのトサカ」グラフというのもある

✏️ 力だめし！

○ さまざまなグラフ

1. 次の文章の空所に入るものとして最適なものを、a〜hから1つずつ選びましょう。

実験や計測、アンケート調査などで得た数・量の集まりを（ア　　　　　）といいます。
（ア）をよりみやすく示す表現として図や（イ　　　　　）が使われます。
アンケートで「はい」「いいえ」「その他・無回答」の3項目の割合を示すには、扇形の角度が割合を表す（ウ　　　　　）や、（エ　　　　　）が向いています。（エ）は「10年前と現在の割合の推移」など、割合の時間による変化を表すのにも便利です。

a．帯グラフ　　　　b．円グラフ　　　　c．折れ線グラフ　　　d．絵グラフ
e．データ　　　　　f．グラフ　　　　　g．ヒストグラム　　　h．棒グラフ

2. 次の下線部と表に示されたデータを表すのに、〔　〕内のどちらのグラフを用いるのが適切か選び、○で囲みましょう。

(1) ある学校のクラス別にみたインフルエンザにかかった生徒のデータ

クラス	1組	2組	3組	4組	5組	6組
生徒数（人）	6	5	4	7	9	5

〔　円グラフ　・　棒グラフ　〕

(2) アサガオの高さを毎朝8時に測ったときの、10日間の高さの変化

月／日	8/1	8/2	8/3	8/4	8/5	8/6	8/7	8/8	8/9	8/10
高さ（cm）	12.0	12.5	14.2	16.4	18.0	18.9	21.0	25.1	26.1	29.7

〔　帯グラフ　・　折れ線グラフ　〕

(3) A高校の生徒45人の英語のテスト（10点満点）について、得点別にみた人数のデータ

点数（点）	0	1	2	3	4	5	6	7	8	9	10	計
人数（人）	0	1	0	4	5	15	12	5	0	1	2	45

〔　絵グラフ　・　ヒストグラム　〕

3. 次の文について、内容が正しいものには○を、正しくないものには×を入れましょう。

(1) 実験結果のデータは、グラフより表でみせるほうが常にわかりやすい。　　（　　　　　）

(2) 円グラフ1つで時間の経過による変化を示すことは難しい。　　　　　　　（　　　　　）

(3) 棒グラフは、複数の数値のうち「どれが一番多いか／少ないか」を示せる。　（　　　　　）

グラフの読み取り

グラフからどんな情報を「読み取る」ことができますか。グラフは、どんな「みせかた」をしているでしょうか。例をもとに、考えてみましょう。

例 棒グラフ：5人の握力

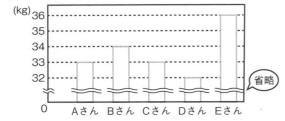

みせかた
・横軸は名前、縦軸は握力（単位はkg）。
・1〜31kgまでは省略されている。

読み取れること
　握力が最も強い人・弱い人や、同じ握力の人がわかる。

例 折れ線グラフ：図書室で貸し出した本の
　　　　　　　冊数のクラスごとの平均

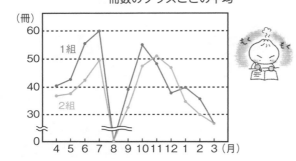

みせかた
・横軸は月、縦軸は本の冊数。新学期は4月始まり。
・1組と2組で線の色を変えていて、区別しやすい。

読み取れること
・8月は誰にも貸し出していない（夏休みで図書室が閉まっていたのかもしれない）。
・1組のほうが、借りる本の冊数が多い傾向にある。

例 ヒストグラム：英語のテストの点数

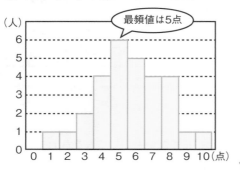

みせかた
・横軸は得点、縦軸は人数。
・棒グラフとちがい、柱同士がくっついている。

読み取れること
・もっとも多いのは5点（最頻値）。
・5点を中心に、ほぼ左右対称に広く散らばっている。
・三角形の面積に見立てて
　10×6÷2=30より、約30人分のデータと推測することもある。

"およそ"でみることも大事

✎ 力だめし！

○ グラフの読み取り

4. 次の文章の空所に入るものを、a〜hから1つずつ選びましょう。

右の円グラフは人体（成人）を構成する元素の割合（質量比）を表し、扇形の（ア　　　　）が割合を示している。これによれば、質量比で2番目に多い元素は（イ　　　　）で、酸素と水素の和がおよそ（ウ　　　　）割である。

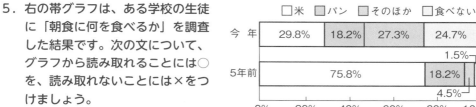

a．体積	b．角度	c．炭素
d．窒素	e．リン	f．6
g．7	h．8	

5. 右の帯グラフは、ある学校の生徒に「朝食に何を食べるか」を調査した結果です。次の文について、グラフから読み取れることには○を、読み取れないことには×をつけましょう。

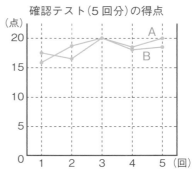

⑴　朝食にパンを選ぶ人数は5年前と変わらないと判断できる。（　　　　）

⑵　5年前は約4分の3が、朝食に米を食べていた。（　　　　）

⑶　朝食を「食べない」と回答した人の割合は5年前より増えている。（　　　　）

⑷　「そのほか」と回答した人の中には朝食を食べない人が含まれている。（　　　　）

6. 右の折れ線グラフは少しわかりにくいですが、どうすればもっとAとBの違いを読み取りやすくなるでしょうか。次の工夫のうち適切なものに○を、適切でないものに×を入れましょう。

確認テスト（5回分）の得点

⑴　AのグラフとBのグラフを重ねて描かず別々に描く。（　　　　）

⑵　AのグラフとBのグラフの線を違う色にする。（　　　　）

⑶　1〜15点の部分は省略し、16〜20点の範囲で目盛りの幅を広げる。（　　　　）

1章〈理科〉　2章〈数学〉　3章〈国語〉　4章〈社会〉

グラフの作成

色つきの太字・線をなぞって表・グラフを完成させましょう。

例 帯グラフ：日本の年齢別人口比の移り変わり

（出典：総務省統計局ホームページより加工）

	0〜14歳	15〜64歳	65歳以上	計
平成12年	14.6%	67.9%	17.5%	100%
平成22年	13.2%	63.6%	23.2%	100%

すべての年齢層の合計を100%として、15〜64歳の割合を埋めましょう（太字をなぞる）！

上の表を2つの帯グラフに表すと、次のようになります。

平成12年	0〜14歳 14.6%	15〜64歳 67.9%	65歳以上 17.5%
平成22年	13.2%	63.6%	23.2%

帯の「幅」が「割合」の値を表すように（線・太字をなぞる）！

例 ヒストグラム：ある2つのクラスの身長測定の結果

階級 (cm)	A組（人）	B組（人）
152 以上〜 156 未満	2	0
156 〜 160	8	1
160 〜 164	10	9
164 〜 168	13	25
168 〜 172	7	5
合計	40	40

身長には「158.2cm」「166.7cm」などいろいろな値があるので、「階級」という値の幅を使い、集団を5つ程度の区分に分割します。

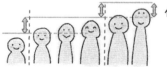

値の幅

上の表を2つのヒストグラムに表すと、次のようになります。

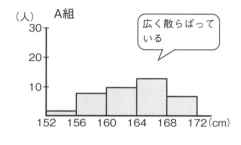

広く散らばっている

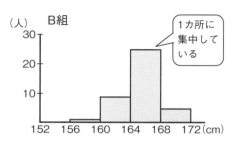

1カ所に集中している

A組もB組も、166cm付近に人数が集中しているのは共通ですが、身長の「散らばり具合」が異なっていることがわかります。

力だめし！

○ グラフの作成

7．次の表は、公立小学校・中学校の児童、生徒1人あたりの学習費（学校教育費、学校給食費、学校外活動費）の割合を示したものです。

（出典：総務省統計局ホームページより加工）

	学校教育費	学校給食費	学校外活動費	合計
公立小学校	68%	18%	14%	100%
公立中学校	29%	8%	63%	100%

表のデータを2つの帯グラフに表しましょう。同じ項目同士は点線-----でつなぎましょう。

公立小学校

公立中学校

8．次のデータは、20人の漢字テスト（5点満点）の点数を並べたものです。

2	2	3	3	3	1	3	4	2	2
3	1	3	4	3	5	4	2	3	3

(1) 点数と人数を集計し、空所に数字を入れて表を完成させましょう。

点数	1	2	3	(ア　　　)	5	合計
人数	2	5	9	(イ　　　)	1	20
点×人	2	10	(ウ　　　)	12	5	(エ　　　)

(2) 最頻値（最も人数が多かった点）は何点ですか。

（　　　　点）

(3) (1)の表から、平均点を求めましょう。
　　※ヒント：全員の総得点（点×人の総和）を人数で割る。

（　　　　点）

(4) (1)の表をもとに、右の枠を利用してヒストグラムをつくりましょう。

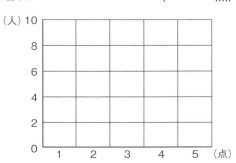

【グラフが示すのは？】

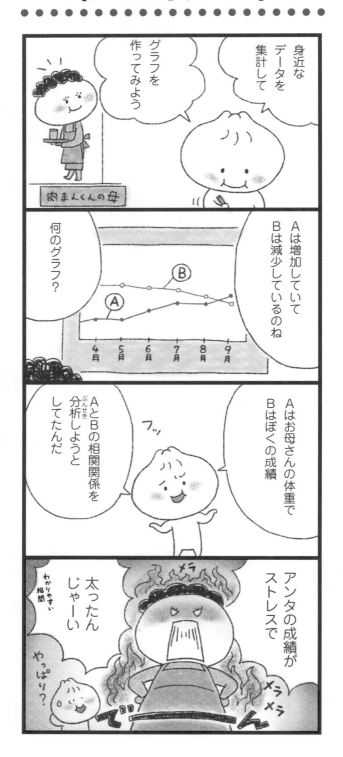

3章 国語

看護にあたるときは「国語力」が必要です。例えば、教科書を読むときには、筆者の意図を正確に読み解く力が求められます。レポートを書くときには、正確な日本語を使って簡潔に要点をまとめる力が必要です。実習で患者さんやまわりの医療スタッフとコミュニケーションをとるときには、正しい日本語を使って、目の前で起こっている状況、患者さんの様子などを、客観的に判断して正確に伝えることが求められます。これらはすべて「国語力」がベースになります。この力を鍛えてさまざまなシーンに備えましょう。

1. 教科書によく使われる一般的な用語

やる気満々で開いた教科書なのに、漢字が読めなくて先に進めない！ なんてことが
ないように、看護に関わる一般用語は読めるようにしておきましょう。また、レポー
ト作成などで文章を書く機会があります。正しい漢字が書けるように、しっかり復習
しておきましょう。

学習日： 月 日

力だめし！

1. 下線部の漢字の読みを答えましょう。

(1)	根拠を示す （ ）	(2)	針の先端 （ ）
(3)	模擬試験 （ ）	(4)	友人を誘う （ ）
(5)	医療上の禁忌 （ ）	(6)	嘱託として働く （ ）
(7)	気を紛らわす （ ）	(8)	人を哀れむ （ ）
(9)	初心を貫く （ ）	(10)	仕事に携わる （ ）
(11)	言葉を置換する （ ）	(12)	権利を委譲する （ ）
(13)	体力を消耗する （ ）	(14)	弊害が生じる （ ）
(15)	被害妄想 （ ）	(16)	職場の同僚 （ ）
(17)	休息をとる （ ）	(18)	扶養家族 （ ）
(19)	学力を培う （ ）	(20)	報酬を受け取る （ ）
(21)	明るい雰囲気 （ ）	(22)	研究に従事する （ ）
(23)	意見を包括する （ ）	(24)	荷物を運搬する （ ）
(25)	凹凸のあるレンズ （ ）	(26)	肌着を取り替える （ ）
(27)	健やかな生活 （ ）	(28)	勝利に貢献する （ ）
(29)	偏見を捨てる （ ）	(30)	損害を賠償する （ ）
(31)	肉体を酷使する （ ）	(32)	示唆に富む言葉 （ ）
(33)	食物を粉砕する （ ）	(34)	生涯の仕事 （ ）
(35)	交通を遮断する （ ）	(36)	口臭を防ぐ （ ）
(37)	植物を栽培する （ ）	(38)	お湯が沸騰する （ ）
(39)	懸命に働く （ ）	(40)	役員に推薦する （ ）
(41)	唇をふるわせる （ ）	(42)	追悼の言葉 （ ）
(43)	状況を把握する （ ）	(44)	適宜、観察する （ ）
(45)	羞恥心が乏しい （ ）		

2. 下線部のカタカナを漢字に直しましょう。

(1) <u>エイヨウ</u>をとる （　　　　　） (2) 同じ<u>カチカン</u>をもつ （　　　　　）

(3) <u>オサナ</u>い妹がいる （　　　　　） (4) 母親の<u>タンジョウビ</u> （　　　　　）

(5) <u>シュウショク</u>祝い （　　　　　） (6) 人口の<u>ゲンショウ</u> （　　　　　）

(7) <u>タイイン</u>が決まる （　　　　　） (8) <u>エイキョウ</u>を受ける （　　　　　）

(9) 身体の<u>ショウガイ</u> （　　　　　） (10) <u>ショクヨク</u>がない （　　　　　）

(11) 電車の<u>チエン</u> （　　　　　） (12) <u>シツド</u>が高い （　　　　　）

(13) <u>オウベイ</u>の国々 （　　　　　） (14) 税金の<u>コウジョ</u> （　　　　　）

(15) 応急の<u>ショチ</u> （　　　　　） (16) 犯罪の<u>ヨクセイ</u> （　　　　　）

(17) 学問の<u>キソ</u>を学ぶ （　　　　　） (18) <u>キンチョウ</u>をほぐす （　　　　　）

(19) 話を<u>ケイチョウ</u>する （　　　　　） (20) 経費を<u>サクゲン</u>する （　　　　　）

(21) 病室を<u>セイソウ</u>する （　　　　　） (22) 出席者の<u>メイボ</u> （　　　　　）

(23) ビタミンの<u>ケツボウ</u> （　　　　　） (24) 医学の<u>リンリ</u> （　　　　　）

(25) 超<u>コウレイ</u>社会 （　　　　　） (26) 苦痛を<u>ヤワ</u>らげる （　　　　　）

(27) 申し出を<u>キョヒ</u>する （　　　　　） (28) <u>ヨユウ</u>のある生活 （　　　　　）

(29) 日用品の<u>コウニュウ</u> （　　　　　） (30) かみの毛が<u>ヌ</u>ける （　　　　　）

(31) <u>シゲキ</u>を与える （　　　　　） (32) 自宅に<u>モド</u>る （　　　　　）

(33) 十分な<u>スイミン</u> （　　　　　） (34) <u>イツダツ</u>した行為 （　　　　　）

(35) 工夫を<u>こ</u>らす （　　　　　） (36) <u>コンイン</u>届を出す （　　　　　）

(37) 参考<u>ブンケン</u> （　　　　　） (38) <u>ジンソク</u>な行動 （　　　　　）

(39) <u>イッショ</u>に行動する （　　　　　） (40) <u>ダキョウ</u>をはかる （　　　　　）

(41) 進化の<u>カテイ</u> （　　　　　） (42) データの<u>ブンセキ</u> （　　　　　）

(43) 制度を<u>ハイシ</u>する （　　　　　） (44) 計画の<u>ジッセン</u> （　　　　　）

(45) <u>チツジョ</u>を守る （　　　　　）

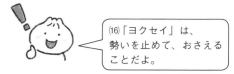

(16)「ヨクセイ」は、勢いを止めて、おさえることだよ。

2. 教科書頻出の医療に関する用語

教科書や参考書にくり返し出てくる医療用語は、意味もあわせてしっかり押さえておきましょう。

力だめし！

1. 下線部の漢字の読みを答えましょう。

(1) 予後は良好だ 　　（　　　　　　）　(2) 不整脈の原因 　　（　　　　　　）

(3) 悪寒に襲われる 　（　　　　　　）　(4) 病気の発生機序 　（　　　　　　）

(5) 切迫早産 　　　　（　　　　　　）　(6) 療養生活を送る 　（　　　　　　）

(7) 内臓脂肪 　　　　（　　　　　　）　(8) 酵素のはたらき 　（　　　　　　）

(9) うがいの励行 　　（　　　　　　）　(10) 喫煙の習慣 　　　（　　　　　　）

(11) 重篤な患者 　　　（　　　　　　）　(12) 薬を塗布する 　　（　　　　　　）

(13) 鼻の粘膜 　　　　（　　　　　　）　(14) 平衡感覚を養う 　（　　　　　　）

(15) 水分の出納 　　　（　　　　　　）　(16) 子どもへの虐待 　（　　　　　　）

(17) 公的扶助 　　　　（　　　　　　）　(18) 脳血栓 　　　　　（　　　　　　）

(19) 下肢に傷を負う 　（　　　　　　）　(20) 排泄の補助 　　　（　　　　　　）

(21) 胆汁のはたらき 　（　　　　　　）　(22) 口渇を感じる 　　（　　　　　　）

(23) 下痢が続く 　　　（　　　　　　）　(24) 記憶を喪失する 　（　　　　　　）

(25) 病気が治癒する 　（　　　　　　）　(26) 筋肉が萎縮する 　（　　　　　　）

(27) 腸閉塞になる 　　（　　　　　　）　(28) 唾液の検査 　　　（　　　　　　）

(29) 清拭用のタオル 　（　　　　　　）　(30) 貪食細胞 　　　　（　　　　　　）

(31) 処方箋を確認する（　　　　　　）　(32) 腰椎の痛み 　　　（　　　　　　）

(33) 筋肉が弛緩する 　（　　　　　　）　(34) 脊髄の損傷 　　　（　　　　　　）

(35) 痰がのどにつまる（　　　　　　）　(36) 壊死の状態 　　　（　　　　　　）

(37) 黄疸の症状 　　　（　　　　　　）　(38) 膿を取り除く 　　（　　　　　　）

(39) 動悸が激しい 　　（　　　　　　）　(40) 昏睡状態になる 　（　　　　　　）

(41) 飛沫感染に注意する（　　　　　　）　(42) 神経が麻痺する 　（　　　　　　）

(43) 甲状腺機能亢進 　（　　　　　　）　(44) 胃潰瘍になる 　　（　　　　　　）

(45) 喘息の発作 　　　（　　　　　　）

(30)「貪食」は
むさぼるように食べるという
意味だよ。

2．下線部のカタカナを漢字に直しましょう。

(1)　ガイライの患者　（　　　　　　　）

(2)　ヒカ注射を打つ　（　　　　　　　）

(3)　ナイフクヤクを飲む（　　　　　　）

(4)　腎臓のイショク　（　　　　　　　）

(5)　ケンシュウイの先生（　　　　　　）

(6)　ビョウタイを解明する（　　　　　）

(7)　イデンシ治療　（　　　　　　　　）

(8)　指のコッセツ　（　　　　　　　　）

(9)　硬貨をゴインする（　　　　　　　）

(10)　手指エイセイを行う（　　　　　　）

(11)　キンニクの衰え　（　　　　　　　）

(12)　カンセンを防ぐ　（　　　　　　　）

(13)　老人のカイゴ　（　　　　　　　　）

(14)　タイセイのある細菌（　　　　　　）

(15)　ダッスイ症状になる（　　　　　　）

(16)　ホルモンのブンピツ（　　　　　　）

(17)　病院でケンニョウする（　　　　　）

(18)　シッペイの予防　（　　　　　　　）

(19)　コツズイの検査　（　　　　　　　）

(20)　シセツで生活する（　　　　　　　）

(21)　フクシ国家　（　　　　　　　　　）

(22)　Ｘ線サツエイ　（　　　　　　　　）

(23)　動脈のコウカ　（　　　　　　　　）

(24)　病人をカクリする（　　　　　　　）

(25)　体力向上のソクシン（　　　　　　）

(26)　血液のギョウコ　（　　　　　　　）

(27)　ショウテンを合わせる（　　　　　）

(28)　ケッカクの流行　（　　　　　　　）

(29)　呼吸器シッカン　（　　　　　　　）

(30)　チュウスウ神経　（　　　　　　　）

(31)　第一ビョウトウ　（　　　　　　　）

(32)　ジュンカンキの病気（　　　　　　）

(33)　入院カンジャ　（　　　　　　　　）

(34)　サイキンセイの病気（　　　　　　）

(35)　エンショウ症状　（　　　　　　　）

(36)　健康シンダン　（　　　　　　　　）

(37)　ニンシン３カ月　（　　　　　　　）

(38)　医師がシンサツする（　　　　　　）

(39)　マスイが切れる　（　　　　　　　）

(40)　事故のコウイショウ（　　　　　　）

(41)　ホウタイを巻く　（　　　　　　　）

(42)　ニンチショウの検査（　　　　　　）

(43)　風疹に対するメンエキ（　　　　　）

(44)　風邪ウイルスのセンプク期間

(45)　ヒンニョウの傾向　（　　　　　　）

（　　　　　　　）

(14)「タイセイ」は、たえる能力のことだよ。

1. 同音異義語・同訓異字

同音異義語は、音（おん）が同じで意味の異なる熟語です。同訓異字は、同じ訓読みをもつ異なる漢字です。どちらもまちがいやすいので、パソコンで入力するときなどは特に注意しましょう。

●同音異義語・同訓異字の例

イガイ	意外な結果　これ以外にない	エイセイ　人工衛星　食品の衛生検査
シンチョウ	身長測定　意味深長	ヨウセイ　陽性の反応　協力を要請する
イドウ	人事異動　両者の異同	
	別の場所に移動する	
せめる	敵を攻める　失敗を責める	そなえる　花を供える　台風に備える
すすめる	前に進める　入院を勧める	たえる　連絡が絶える
うつす	文字を書き写す　机を隣の部屋に移す	痛みに耐える
	スクリーンに映す	

2. 同義語・類義語、対義語

同義語・類義語は意味のよく似た語、対義語は反対の意味の語です。主な同義語・類義語、対義語は、言葉の意味も含めてセットで覚えておきましょう。

●同義語・類義語の例
手段と方法　看病と介抱　帰郷（ききょう）と帰省（きせい）　準備と用意　催促（さいそく）と督促（とくそく）　貢献（こうけん）と寄与（きよ）

●対義語の例
安全⇔危険　起床⇔就寝　肯定⇔否定　勤勉⇔怠惰（たいだ）　正常⇔異常　促進（そくしん）⇔抑制（よくせい）

3. 使い方をまちがいやすい語句

ことわざや慣用句には、使い方をまちがいやすいものがあります。意味を正確に理解して、正しく使えるように注意しましょう。

役不足（やくぶそく）
　　× 力量に比べ、役目が重すぎる。　　○ 力量に比べ、役目が軽すぎる。
　　〔正しい使い方〕　あのような立派な方に、こんな些細（ささい）なことをお願いするのは役不足だ。

情けは人のためならず（なさ）
　　× 情けをかけることは、その人のためにならないのでやめたほうがよい。
　　○ 人に親切にすると、それがめぐりめぐっていつか自分のためになる。
　　〔正しい使い方〕　「情けは人のためならず」の考え方で、人助けをした。

学習日：　　月　　日

✏️ **力だめし！**

○ 同音異義語・同訓異字

1. 意味のちがいに注意して、下線部を漢字に直しましょう。

(1) ア．校庭を<u>カイホウ</u>する。　（　　　　）　イ．病人を<u>カイホウ</u>する。　（　　　　）

　　ウ．病気が<u>カイホウ</u>に向かう。　（　　　　）

(2) ア．<u>コウセイ</u>な判断。　（　　　　）　イ．文章の<u>コウセイ</u>作業。　（　　　　）

　　ウ．福利<u>コウセイ</u>が充実した企業。（　　　　）

(3) ア．時計で時間を<u>ハカ</u>る。　（　　　　）　イ．水の深さを<u>ハカ</u>る。　（　　　　）

　　ウ．健康診断で体重を<u>ハカ</u>る。　（　　　　）

(4) ア．製薬会社に<u>ツト</u>める。　（　　　　）　イ．司会を<u>ツト</u>める。　（　　　　）

　　ウ．問題の解決に<u>ツト</u>める。　（　　　　）

○ 同義語・類義語、対義語

2. (1)・(2)は同義語・類義語を、(3)・(4)は対義語を、それぞれa〜dから1つずつ選びましょう。

(1) 入院患者が<u>危篤</u>になる。　　　　　　（　　　　）

　　a．回復　　b．重体　　c．軽症　　d．療養

(2) <u>普段</u>は人通りの少ない場所だ。　　　　（　　　　）

　　a．普通　　b．毎回　　c．平素　　d．緊急

(3) 彼女が病気にかかってしまったのは<u>必然</u>だ。　（　　　　）

　　a．未然　　b．自然　　c．当然　　d．偶然

(4) 彼は<u>慎重</u>にその美術品を扱った。　　　（　　　　）

　　a．軽率　　b．重厚　　c．早急　　d．内密

○ 使い方をまちがいやすい語句

3. 下線部について正しい意味をa、bから選びましょう。

(1) 彼とは<u>気の置けない</u>関係だ。　　　　　（　　　　）

　　a．遠慮なく付き合える。

　　b．安心して付き合うことができない。

(2) <u>かわいい子には旅をさせよ</u>。　　　　　（　　　　）

　　a．自分の子どもには、若いうちに旅行を経験させたいものだ。

　　b．自分の子どもをかわいいと思うなら、世の中の苦労やつらさを経験させたほうがいい。

(3) 友人の話を聞いて<u>失笑</u>する。　　　　　（　　　　）

　　a．あまりのおかしさに、がまんできず笑ってしまう。

　　b．あきれて思わず笑うことをやめてしまう。

(4) <u>枯れ木も山のにぎわい</u>で、私も参加します。　（　　　　）

　　a．たくさんの人が集まったほうが、にぎやかで楽しい。

　　b．つまらないものでも、ないよりはあったほうがよい。

4. ことわざ・故事成語

ことわざは、昔から伝えられてきたさまざまな教えやいましめを言い表した言葉で、故事
成語は、主に中国の昔話（故事）にもとづいて生まれた言葉です。

●ことわざの例

身体の部位を使ったことわざ

　頭隠して尻隠さず ……悪いところの一部を隠し、すべて隠した気でいること。

　壁に耳あり　　　　……秘密の話は漏れやすいということ。

　弱り目にたたり目 ……運の悪いときに別の運の悪いことが重なって起こること。

動物・植物を使ったことわざ

　虻蜂取らず　　　　……欲張って両方とも手に入れることができないこと。

　猫に小判　　　　　……どんなに値打ちがあるものもその価値がわからない者には役に立たない
　　　　　　　　　　　　こと。

　まかぬ種は生えぬ ……何もせずによい結果を得ることはできないということ。

数字を使ったことわざ

　石の上にも三年　　　……しんぼうして続ければ、必ず結果は出るということ。

　三つ子の魂百まで　　……幼児のころの性格は年をとっても変わらないということ。

　百聞は一見にしかず ……何度も聞くよりも、実際に一度見るほうがよくわかるということ。

●故事成語の例

　五十歩百歩　……少しちがいがあるだけで、どちらも似たようなものであること。

　矛盾　　　　……2つのことが食いちがい、つじつまが合わないこと。

5. 慣用句

慣用句は、「顔が立つ」「虫がいい」のように、2つ以上の言葉が結びつき、もとの言葉とは
まったく違った意味を表すものです。意味を理解し、正しく使えるようにしましょう。

●慣用句の例

身体の部位を使った慣用句

　腹をくくる……覚悟を決める。　　　　　　足が出る……出費が予算を超える。

　目をかける……かわいがる。　　　　　　耳が痛い……欠点を指摘されてつらい。

動物・植物を使った慣用句

　雀の涙……ほんのわずかなこと。　　　　鶴の一声……物事を決定する有力者の一言。

　猫の額……面積がとても狭いこと。　　　瓜二つ　……とてもよく似ていること。

その他の慣用句

　筆が立つ……文章を書くことがうまい。　渡りに船……ちょうど都合のよいこと。

力だめし！

◯ ことわざ

1. 次のことわざの□に入るものを、a〜fから1つずつ選びましょう。

(1) □の甲より年の功　　（　　　　　）　　(2) □の耳に念仏　　　（　　　　　）

(3) えびで□を釣る　　　（　　　　　）　　(4) □の川流れ　　　　（　　　　　）

(5) 月と□　　　　　　　（　　　　　）　　(6) 泣きっ面に□　　　（　　　　　）

　　a．馬　　b．蜂　　c．鯛(たい)　　d．亀(かめ)　　e．河童(かっぱ)　　f．すっぽん

2. 次のことわざと意味がよく似ていることわざを、a〜fから1つずつ選びましょう。

(1) 虻蜂取らず　　　（　　　　　）　　(2) ぬかに釘(くぎ)　　　（　　　　　）

(3) 後悔先に立たず　（　　　　　）　　(4) 紺屋(こうや)の白ばかま　（　　　　　）

(5) 猿も木から落ちる（　　　　　）　　(6) 急がば回れ　　　　（　　　　　）

　　a．弘法(こうぼう)にも筆の誤り　　　　　b．転ばぬ先の杖(つえ)
　　c．二兎(にと)を追う者は一兎(いっと)をも得ず　d．急いては事を仕損(しそん)じる
　　e．医者の不養生(ふようじょう)　　　　　　　f．のれんに腕押(うで)し

3. 次のことわざと反対の意味のことわざを、a〜dから1つずつ選びましょう。

(1) 下手の横好き　　　（　　　　　）　　(2) 立つ鳥あとを濁(にご)さず（　　　　　）

(3) 鳶(とび)が鷹(たか)を生む　（　　　　　）　　(4) まかぬ種は生えぬ　（　　　　　）

　　a．棚(たな)からぼたもち　　　　b．あとは野となれ山となれ
　　c．瓜(うり)のつるになすびはならぬ　d．好きこそものの上手なれ

◯ 故事成語

4. 次の故事成語の意味として適切なものを、a〜fから1つずつ選びましょう。

(1) 漁夫(ぎょふ)の利(り)　（　　　　　）　　(2) 臥薪嘗胆(がしんしょうたん)　　（　　　　　）

(3) 蛇足(だそく)　　　（　　　　　）　　(4) 呉越同舟(ごえつどうしゅう)　　（　　　　　）

(5) 捲土重来(けんどちょうらい)（　　　　　）　　(6) 四面楚歌(しめんそか)　　（　　　　　）

　　a．成功するためにあらゆる苦難に耐えること。
　　b．一度敗れた者が、勢力を盛り返して攻めること。
　　c．双方が争っているうちに、第三者に利益を横取りされること。
　　d．周囲がみな敵だらけで、孤立すること。
　　e．仲の悪い者同士や敵同士が同席すること。
　　f．あっても益(えき)のない余計な付け足し。

> よく使われることわざ・故事成語は、覚えておいて損はない！

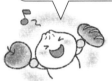

○ 慣用句

5. 次の慣用句を使った文について、□に入る身体の部位を、a〜fから1つずつ選びましょう。

(1) 友人が退院するのを、□を長くして待っている。　　（　　　　）

(2) 相手チームが強くて、とても□が立たない。　　　　（　　　　）

(3) 困っている人を助ける彼女の態度には、□が下がる。（　　　　）

(4) 幼い妹のいたずらに□を焼く。　　　　　　　　　　（　　　　）

(5) お客様をもてなす料理に、□を振るう。　　　　　　（　　　　）

　　a．手　　b．頭　　c．首　　d．腕　　e．歯　　f．目

6. 次の慣用句と意味の近い熟語を、a〜fから1つずつ選びましょう。

(1) 鼻が高い　　　　（　　　　）　　(2) やぶから棒　　　（　　　　）

(3) かぶとを脱ぐ　　（　　　　）　　(4) 目がまわる　　　（　　　　）

(5) 胸をなでおろす　（　　　　）　　(6) 口を割る　　　　（　　　　）

　　a．多忙　　b．得意　　c．白状　　d．降伏　　e．突然　　f．安心

7. 次の文で、下線部の慣用句の使い方が正しいものには○を、正しくないものには×を入れましょう。

(1) お茶を濁して丁寧に説明した。　　　　　　　　　（　　　　）

(2) 雀の涙ほどのお金しかもらっていない。　　　　　（　　　　）

(3) 破竹の勢いでチームは勝ち続けた。　　　　　　　（　　　　）

(4) ミスをして負けて、溜飲を下げた。　　　　　　　（　　　　）

8. 次の慣用句の意味として適切なものを、a〜fから1つずつ選びましょう。

(1) 身も蓋もない　　（　　　　）　　(2) うつつをぬかす　（　　　　）

(3) 襟を正す　　　　（　　　　）　　(4) 閑古鳥が鳴く　　（　　　　）

(5) 腹を割る　　　　（　　　　）　　(6) 水を差す　　　　（　　　　）

　　a．気持ちを引き締める。

　　b．物事の邪魔をする。

　　c．思ったことを隠さずに言う。

　　d．あからさまである。

　　e．客が入らない。

　　f．心を奪われて夢中になる。

> 日常生活でも、慣用句を正しく使えるようになろう！

3 敬語

1. 敬語の種類

●ポイント

　敬語は、話し手や書き手が、相手や話題の人物に対して敬意を表すときに用いられる言葉です。敬語には、尊敬語、謙譲語、丁寧語、美化語の4つの種類があります。

尊敬語	相手や目上の人の動作や状態を敬う言い方。	〈例〉 ・先生が7時に<u>いらっしゃる</u>。 ・お客様が昼食を<u>召し上がる</u>。 ・校長先生が<u>お話しになる</u>。
謙譲語	自分や自分の関係者の動作や状態をへりくだる（相手を高める）ことで、相手を敬う言い方。	〈例〉 ・昼食を<u>いただく</u>。 ・それでは<u>失礼いたします</u>。 ・上司に<u>申し伝える</u>。
丁寧語	改まった言い方で、話を丁寧にする。	〈例〉 ・今日の担当は私<u>です</u>。 ・午後から買い物に行き<u>ます</u>。 ・私が田中で<u>ございます</u>。
美化語	ものごとを上品に表現する言い方。	〈例〉 <u>お</u>酒、<u>お</u>茶、<u>お</u>風呂、<u>ご</u>縁、<u>ご</u>近所、<u>ご</u>時世

学習日：　　月　　日

力だめし！

1．次の文の下線部について、敬語の種類を、a〜cから選びましょう。

⑴　これは私の本<u>です</u>。　（　　　　　）　⑵　<u>おっしゃる</u>とおりにします。（　　　　　）

⑶　先生の絵を<u>拝見</u>する。（　　　　　）　⑷　私が<u>ご説明いたします</u>。　（　　　　　）

⑸　この電車に乗り<u>ます</u>。（　　　　　）　⑹　いつ<u>お出かけになります</u>か。（　　　　　）

　　　a．尊敬語　　b．謙譲語　　c．丁寧語

2．次の文の下線部を、〈　〉内の指示に従ってそれぞれ書き直しましょう。

⑴　次は私が<u>話す</u>。〈丁寧語を使う〉　　　　　　　　　（　　　　　　　　　　　）

⑵　先生が図書館へ<u>来る</u>。〈尊敬語を使う〉　　　　　　（　　　　　　　　　　　）

⑶　母に<u>伝える</u>。〈謙譲語を使う〉　　　　　　　　　　（　　　　　　　　　　　）

3．次の言葉と美化語の関係について、当てはまる説明をa〜cからそれぞれ選びましょう。同じアルファベットを2度以上使用してもかまいません。

⑴　コーヒー　（　　　　　）　　⑵　料理（　　　　　）　　⑶　祝儀（　　　　　）

　　a.「お」をつけると美化語になる。　　b.「ご」をつけると美化語になる。
　　c.「お」「ご」どちらもつけない。

2. 敬語の動詞の使い分け

●ポイント

　特別な動詞の尊敬語、謙譲語はセットで覚えて、正しく使い分けられるようにしましょう。

	言う	する	行く	来る	食べる	いる	聞く	見る	あげる
尊敬語	おっしゃる	・なさる ・あそばす	・いらっしゃる ・おいでになる	・いらっしゃる ・おいでになる	召し上がる	・いらっしゃる ・おいでになる	・聞かれる ・お聞きになる	・ご覧になる ・見られる	くださる
謙譲語	・申す ・申し上げる	いたす	・参る ・うかがう	・参る ・うかがう	いただく	おる	・うけたまわる ・うかがう	拝見する	さしあげる

力だめし！

学習日：　　月　　日

1．次の文の下線部を、尊敬語と謙譲語に直しましょう。

　⑴　先生がお話を<u>聞く</u>。　　　　　　　　　　　尊敬語　（　　　　　　　　）

　　　先生のお話を<u>聞く</u>。　　　　　　　　　　　謙譲語　（　　　　　　　　）

　⑵　社長が展覧会の絵を<u>見る</u>。　　　　　　　　尊敬語　（　　　　　　　　）

　　　先生の原稿を<u>見る</u>。　　　　　　　　　　　謙譲語　（　　　　　　　　）

　⑶　先輩が昼食を<u>食べる</u>。　　　　　　　　　　尊敬語　（　　　　　　　　）

　　　差し入れのお菓子を<u>食べる</u>。　　　　　　　謙譲語　（　　　　　　　　）

2．次の文の下線部の敬語の使い方が正しいものには○を入れ、正しくないものは正しい敬語表現に直しましょう。

　⑴　先生が<u>申した</u>ことをよく考えてみた。

　　　（　　　　　　　　　　）

　⑵　校長先生に午後からの予定を<u>お伝えする</u>。

　　　（　　　　　　　　　　）

　⑶　明日の午後、父は家に<u>いらっしゃいます</u>。

　　　（　　　　　　　　　　）

> 身内の人のことには謙譲語を使うよ。

4 文章読解

1. 正しい表現への訂正

何気なく使っているその言葉は正しいでしょうか？　いま一度、確かめてみましょう！

📝 **力だめし！**

学習日：　　月　　日

次の文の誤っている部分をそれぞれ抜き出し、正しい表現に直しましょう。

⑴　何度頼んでも「忙しい」と答えるだけで、取り付く暇もない。

（誤：　　　　　　　　　　　　）（正：　　　　　　　　　　　　）

⑵　彼は、押しも押されぬ実力者だ。

（誤：　　　　　　　　　　　　）（正：　　　　　　　　　　　　）

⑶　先生、日曜日のご出勤、ご苦労さまです。

（誤：　　　　　　　　　　　　）（正：　　　　　　　　　　　　）

⑷　若い頃は、毎日、寸暇を惜しまず働いた。

（誤：　　　　　　　　　　　　）（正：　　　　　　　　　　　　）

⑸　美しい夕日が見れたので、満足だ。

（誤：　　　　　　　　　　　　）（正：　　　　　　　　　　　　）

⑹　今日は午後から帰らさせていただきます。

（誤：　　　　　　　　　　　　）（正：　　　　　　　　　　　　）

⑺　病院で検査を受けたところ、胃潰瘍（いかいよう）であることが発覚した。

（誤：　　　　　　　　　　　　）（正：　　　　　　　　　　　　）

 「ら抜き言葉」と「さ入れ言葉」

⑸には「ら抜き言葉」、⑹には「さ入れ言葉」が使われています。どちらも、一般的に正しくないとされている言葉づかいです。

重複表現

「過半数を超える」「炎天下のもと」などは、同じ意味の語を重ねて使っている重複表現です。まちがいとはいえませんが、読み手（聞き手）にすっきりと意味を受け取ってもらうためにも、意識して正せるとよいですね。

2. 主観的情報と客観的情報の仕分け

目の前の状況から必要な情報を拾い出し、正確に判断することは看護師にとって必須の力です。まずは、情報を正しくとらえられるか確認してみましょう。

●ポイント

主観的情報…個々の人が思ったことや感じたことなどの情報。
客観的情報…実際に見たり聞いたり確かめたりした事実の情報。

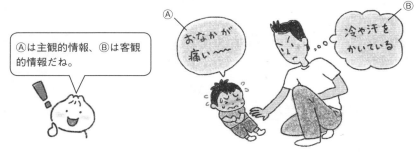

子どもが冷や汗をかいていることに気付く大人

学習日：　　　月　　　日

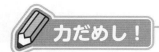

次の文について、主観的な情報を述べている文に＿＿＿線を、客観的な情報を述べている文に～～～線を引きましょう。

(1)　日曜日に、入院している山田さんのお見舞いに行った。山田さんは元気そうだった。病室に運ばれてきたお昼ご飯を、残さず食べていた。私は、山田さんはすぐに退院できるだろうと思った。

(2)　今日は甥っ子と一緒に博物館へ行った。展示されていた恐竜の全身の化石は、今にも動き出しそうで迫力があり、甥っ子は少し怖がっていたようだ。展示の前にはたくさんの人が集まっていた。恐竜の展示を見るために、今後も多くの人が博物館を訪れるだろう。

(3)　農林水産省の調査によると、日本でリンゴの生産量がいちばん多い都道府県は青森県である。「青森県産のリンゴがいちばんおいしい」と書いてある本を読んだこともある。確かに青森県産のリンゴはおいしいが、長野県産のリンゴも負けないくらいにおいしいのではないだろうか。ちなみに、上記の調査では、長野県のリンゴの生産量は、青森県についで全国で第2位である。

文末に着目！

主観的情報と客観的情報を区別するときは、文末の表現に着目します。「～と思う」「～と感じる」などの表現があれば、主観的な情報です。客観的情報は、その情報がどのような根拠にもとづいているかということにも着目します。

3. 文章中の主張や要素の抽出

文章を読むときは、どんな話題について筆者がどのように考えているかを読み取りましょう。
また、「5W1H」を正しく押さえて話の筋や内容を捉えましょう。

●ポイント

主張…文章の中で、筆者が強く述べたい意見です。筆者の主張は文章の最初か最後に述べられていることが多いので、注意して読むとよいでしょう。

5W1Hとは…「いつ(When)、どこで(Where)、だれが(Who)、なにを(What)、なぜ(Why)、どのように(How)」という、文章の6つの大切な要素をまとめた言葉です。新聞記事のほか、ビジネス文書など、さまざまな文章表現で取り入れられています。

力だめし！

学習日：　　月　　日

1. 次の文について、**筆者の主張は何でしょうか。**

　　地球温暖化のニュースを新聞などでよく見かける。地球温暖化とは、二酸化炭素などの温室効果ガスの濃度が増加することによって、地球の表面温度が上昇することだ。地球温暖化を防ぐためには温室効果ガスの削減が必要だが、そのために私たちにもできることがある。例えば、エアコンの使用を控えたり、自家用車ではなく公共の交通機関を使ったりすることなどだ。今、私たちひとりひとりに、地球温暖化に対する身近な取り組みが求められているのではないだろうか。

(主張：　　)

2. 次の文から、ア「いつ」、イ「どこで」、ウ「だれが」、エ「なにを」、オ「なぜ」、カ「どのように」について書かれている部分を、それぞれ抜き出しましょう。

　　夏休み最後の日曜日、少年は近くの公園で大きなアゲハチョウを捕獲した。自由研究の昆虫採集のために、大きな網を使ってつかまえたのである。

ア いつ　（　　　　　　　　　　　）　イ どこで　（　　　　　　　　　　　）

ウ だれが（　　　　　　　　　　　）　エ なにを　（　　　　　　　　　　　）

オ なぜ　（　　　　　　　　　　　）　カ どのように（　　　　　　　　　　）

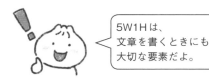

5W1Hは、
文章を書くときにも
大切な要素だよ。

4. 文章を正確に読み取る

授業が始まると、教科書を読んだり、レポートを書いたりするため、文章に触れる機会が多くなります。あらゆるかたちの文章を読み、意味を正確に理解する力をつけましょう。

●ポイント

指示語や接続語、段落に注意…指示語が指し示す内容や、接続語の意味、段落の役割などに注意して読みましょう。また、文章の細かい部分に、読解のためのヒントがある場合があります。見落としてしまわないように注意しましょう。

学習日：　　　月　　　日

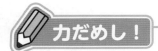 力だめし！

1. 次の文章を読んで、あとの問いに答えましょう。

(1) 田中さん、山田さん、佐藤さん、鈴木さん、小林さんの5人は、同じ英語の試験を受けました。次のそれぞれの発言をもとに、5人を点数が高かった順番に並べましょう。なお、同じ点数の人はいませんでした。

佐藤さん「わたしの点数は、鈴木さんより上でした」

小林さん「わたしの点数は、佐藤さんより上でしたが、1番上ではありません」

山田さん「わたしの点数は、田中さんより上でした」

鈴木さん「わたしの点数は、5人の中で4番目でした」

（　　　　　　　→　　　　　　　→　　　　　　　→　　　　　　　→　　　　　　　）

(2) 次のア〜オの文を意味が通るように並べ換えたとき、オの次にくる文はどれでしょうか。後のa〜eから1つ選びましょう。　　　　　　（　　　　　　　）

ア　例えば、地元で生産されたものを地元で消費する「地産地消」も、有効な方法の一つである。

イ　したがって、わたしたちは食料自給率を上げるための努力をしなければならない。

ウ　食料自給率は、その国の食料消費が国内生産でどの程度賄（まかな）われているかを示す割合のことである。

エ　日本の場合、この食料自給率は他の先進国と比べて特に低いのが現状だ。

オ　このように、食料を外国に頼りすぎるのは、輸入がストップした場合のことを考えると危険性が高い。

> ア〜オの文の指示語や接続語に注目して考えよう。

a. ア　　b. イ　　c. ウ　　d. エ　　e. オが最後の文

2. 次の文章を読んで、それぞれあとの質問に答えましょう。

(1)　ストレス状況を否定的に認知するかどうかは、その人が何を考え、どういう信念をもっているかに影響を受ける。例えば試験の成績が悪かったというストレス状況のときに、「今回は勉強しなかったからできなかった」と捉える学生と、「自分には能力がないからできなかった」と捉える学生がいたとする。①後者のように、思いこみが強く現実への認知がゆがんでしまうと、自

己評価が低くなったり過度のマイナス思考に陥ったりして、否定的ストレスを感じる度合いが強くなる。この場合、「今回はだめだったが、能力がないのではない」というポジティブな認知や思考に変えていく必要がある。

　　自律神経系を自己調節する訓練であるリラクセーション技法を行うことにより、ストレスによって引き起こされる筋緊張、脈拍や血圧の上昇、不安を通常の状態に戻すことができる。②この方法を用いることにより、今後ストレスを体験しても身体に過剰反応が起きないように、主体的にコントロールできるようになる。

出典：梶原睦子. 看護学概論. 第6版. メディカ出版，2020，p.74-75より一部改変.

㋐　　　線①「後者」とはどのような人でしょうか。

（　　　　　　　　　　　　　　　　　　）

㋑　　　線②「この方法」とは何という方法でしょうか。

（　　　　　　　　　　　　　　　　　　）

⑵　　看護の目標は、病気や障害をもつ医療の対象者が一人の人間として尊重され、その人らしく生活していくことを支援することである。看護職は医療の担い手（医療法）として、この目標へ向けて、日々の看護を行う。

　　看護師は保健師助産師看護師法において、所定の学業を修め、国家試験に合格し免許を得た上で、療養上の世話と診療の補助を業とすることが規定されている。これらの業務は技術的に正しく行われないと、たちまち対象の生命に危険を生じる行為にもなりうる。したがって、対象の安全を守るために、法律において、看護師の教育や資格条件および看護業務の範囲などを規定し、その規定に基づいて看護師に責任や義務を付し、業務を遂行する権限を与えている。

出典：志自岐康子ほか. 看護学概論. 第6版. メディカ出版，2020，p.126-127より一部改変.

㋐　　　線「対象の安全を……与えている」とありますが、なぜ看護師には法律においてこのような権限が与えられているのでしょうか。その理由を「生命」という言葉を使って書きましょう。

（　　　　　　　　　　　　　　　　　　　　　　　　　　　　　　　　　）

3. 次の文章を読んで、患者と初回の面接を行う位置の説明に適したイラストを、ア〜エから選びましょう。

　　患者と初回の面接を行うのに、相手の斜めの位置に机をはさんで座るのは距離があるため、親近感を抱かせにくいです。また、相手の正面に座ることも、緊張感を与えやすいため控えましょう。横並びや90°の角度で座ることは、患者に過度の緊張を与えなくてよいですが、初回の面接であることを加味すると、表情が観察しやすい後者の位置に座るのが適切です。　　　（　　　　　　　）

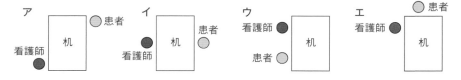

5. 資料読解

円グラフ、棒グラフ、折れ線グラフ、表などの資料は、文章の内容をより深く読み取る手がかりになります。資料の内容を正確に捉えて、文章を正しく読み取りましょう。

ポイント①…文章と資料を照らし合わせて読み取る

文章に資料が添えられている場合、文章と資料を照らし合わせて、内容を読み取ることが大切です。資料について文章中に言及がある場合もあれば、言及がなく、参考として資料が添えられているだけの場合もあります。その資料が何を表しているか、しっかり読み取りましょう。

ポイント②…複数の資料から読み取る

複数の資料が並べて提示されている場合は、その資料同士がどのような関係にあるかを考えて、必要な情報を読み取りましょう。それぞれの資料の視点のちがいにも注意しましょう。

ポイント③…資料から筆者の主張の根拠を読み取る

文章に添えられている資料は、筆者の主張の大きな根拠となっていることがあります。資料をもとに筆者の主張を正しく読み取りましょう。

学習日：　　　月　　　日

力だめし！

1. 次の文章を読んで、帯グラフをもとに、文中のア・イに入る数字、ウ・エに入る言葉をそれぞれ答えましょう。

　　文化庁は「読書量は、以前と比べて減っているか、それとも、増えているか」という調査を行っている。平成30年度の調査では、「読書量は減っている」と答えた人の割合は ［　ア　］％、「読書量は増えている」と答えた人の割合は ［　イ　］％だった。

　　過去の調査結果（平成20、25年度）と比較すると、「読書量は減っている」は ［　ウ　］傾向にあり、「読書量は増えている」は ［　エ　］傾向にあることがわかる。

（ア　　　　　　　　）
（イ　　　　　　　　）
（ウ　　　　　　　　）
（エ　　　　　　　　）

■読書量の変化

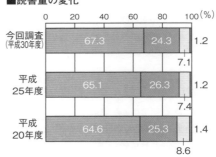

文化庁．平成30年度「国語に関する世論調査」の結果の概要.

94

2. 次の文章を読んで、3つの円グラフをもとに、文中のア～ウに入る数字をそれぞれ答えましょう。

　日本の人口は、東京、大阪、名古屋の三大都市圏と呼ばれる地域に集中している。

　一方、農林水産業のほかに産業が少なく、若い人が都市に移り住んで、長期にわたって人口が減少している地域を過疎地域という。過疎地域にあたる市町村の数は、全市町村数の ア ％を占め、その面積は全国の イ ％もある。しかし、そこに住む人は全人口の ウ ％に過ぎない。

■過疎地域の全国に占める市町村数・人口・面積

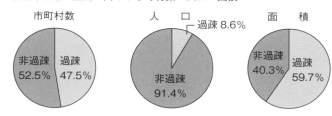

総務省. 平成30年度版「過疎対策の現況」についてより作成.

（ア　　　　　）（イ　　　　　）（ウ　　　　　）

3. 次の文章を読んで、グラフをもとに (1)・(2) の問いに答えましょう。

　文部科学省の発表によると、公立小中学校等の空調(冷房)設備設置率は、普通教室の場合、平成22年10月1日では ア の設置率よりも低く、 イ ％だったが、その割合は年々 ウ し、令和元年9月1日には エ ％になった。

■公立小中学校等の空調(冷房)設備の設置状況の推移

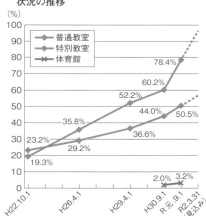

⑴　文章中の ア ・ ウ に当てはまる言葉と、 イ ・ エ に当てはまる数字を、それぞれ答えましょう。

（ア　　　　　）（イ　　　　　）
（ウ　　　　　）（エ　　　　　）

⑵　令和2年3月31日の段階の普通教室と特別教室の空調（冷房）設備設置率は、それぞれ令和元年9月1日と比べてどうなったと予想されるか、答えましょう。

（　　　　　　　　　　　　　　　）

文部科学省. 公立学校施設の空調（冷房）設備の設置状況について（令和元年9月19日）より作成.

※調査対象は、公立の小学校、中学校、特別支援学校、幼稚園等。
※普通教室は、通常の授業を受けるための教室。特別教室は、音楽室や理科室など、用途別に用意される教室。

4. 次の文章を読んで、ア・イに入るものを、それぞれの選択肢から選びましょう。

　　下のグラフは、訪問介護受給者について、要介護状態区分別に、訪問介護内容類型別の利用割合を表したものである。このグラフを見ると、「身体介護」および「身体介護・生活援助」は、いずれの要介護状態区分でも ア を超えている。

　　また、「身体介護」は、要介護区分の数字が大きくなるに従って利用割合が イ 。

■要介護状態区分別にみた訪問介護内容類型別受給者数の利用割合　　　　　平成31年4月審査分

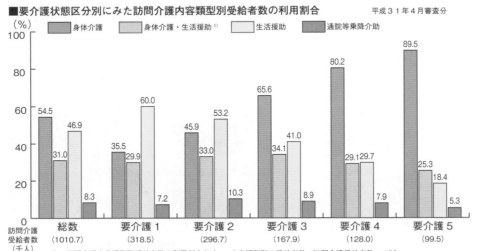

注：訪問介護内容類型別受給者数の利用割合（％）＝ 内容類型別の受給者数／訪問介護受給者数 ×100
　　1)「身体介護・生活援助」とは、身体介護に引き続き生活援助を行なった場合をいう。
厚生労働省．平成30年度介護給付費等実態調査の概況．

（ア　　　　　）（イ　　　　　　　　　　　　）

アの選択肢　　15%　　25%　　35%

イの選択肢　　多くなっている　　少なくなっている　　ほとんど変わらない

5. 次の2つのグラフをもとに書かれた文章を読んで、(1)・(2)の問いに答えましょう。

■日本人1人1年あたりのコメ消費量

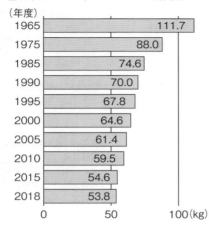

農林水産省．平成30年度食料需給表より作成．

■国民1人1日あたりカロリー摂取量の割合（％）

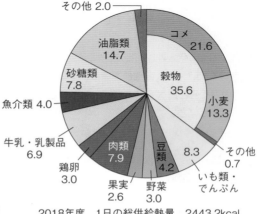

2018年度　1日の総供給熱量　2443.2kcal

農林水産省．平成30年度食料需給表より作成．

2018年度の1人1年あたりのコメの消費量を1965年度と比べると、 ア 以下になっている。また、1人1日あたりのカロリー摂取量に占めるコメの割合は、約 イ ％に過ぎない。このように、日本ではコメの消費量が減って、コメばなれが進んでいる。

⑴ ア・イに入るものを、アはa〜cから選び、イは当てはまる数字を答えましょう。

（ア　　　　　） a. 2分の1　　b. 3分の1　　c. 5分の2

（イ　　　　　）

⑵ グラフから読み取った内容をふまえた結論を書いている文を、文章中から抜き出しましょう。

（　　　　　　　　　　　　　　　　　　　　　　　　　　　　　　　）

6. 次の文章を読んで、⑴・⑵の問いに答えましょう。

日本の人口は2005年以降減少している。これは、晩婚化が進んでいることや、女性の社会進出が増えていることなどの影響で、1人の女性が産む子どもの数が年々少なくなっているためである。出生率が低下し、子どもの数が減少することを、少子化という。

右の「日本の将来の人口の動き」の表によると、

■日本の将来の人口の動き

年　次	総人口（千人単位）	割　合（％）		
		0〜14歳	15〜64歳	65歳以上
2020年	125,325	12.0	59.1	28.9
2030年	119,125	11.1	57.7	31.2
2040年	110,919	10.8	53.9	35.3
2050年	101,923	10.6	51.8	37.7
2060年	92,840	10.2	51.6	38.1
2065年	88,077	10.2	51.4	38.4

※各年10月1日現在人口.
※四捨五入した値のため、合計が100％にならない年度もある。

国立社会保障・人口問題研究所. 日本の将来推計人口（平成29年推計）より一部改変.

今後も少子化が続き、2060年には総人口が ア 億人以下になるとされている。2065年には、日本の社会は イ 歳以上の人が38.4％になり、約2.5人に1人が高齢者になる。

⑴ ア・イにあてはまる数字をそれぞれ答えましょう。

（ア　　　　　）（イ　　　　　）

⑵ 赤の下線部は、日本の将来の人口の動きを予想したものです。日本がこのような社会になるのはなぜでしょうか。その理由を「出生率」「人口の減少」「高齢者」の3つの言葉を使って説明しましょう。

（

　　

）

グラフ・表があると筆者の言いたいことがわかりやすい！

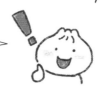

【ことわざクイズ】

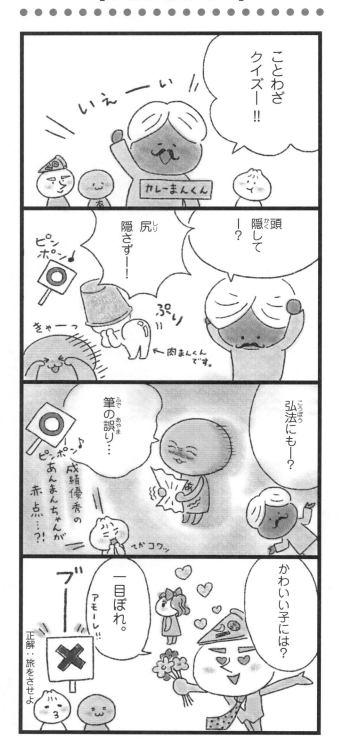

4章 社会

実は、看護師として働いていくうえで、社会はとても大切な科目です。そもそも社会人として、社会の動きには目を配っていなければなりませんし、医療・看護に関する法律・制度についても医療関係の職業人としてきちんと知っていなければなりません。医療関係者に独自に求められる倫理もあります。そして、患者さんを支援するためには、社会福祉についての法律・制度を知っておくことが非常に重要です。ここでは、社会に関する事柄のうち、特に医療・看護に関する基本知識を学びましょう。

1. 生存権と社会保障制度

日本国憲法では、国民すべてが豊かに生きるための権利が保障されています。病気やけが、失業、高齢などで生活が困難になったときにも生活を保障するのが、日本の社会保障制度です。

日本国憲法と生存権

　日本国憲法では、人間として当然もっている基本的な権利（基本的人権）が保障されています。その中で人々が豊かに生きるための権利として社会権が定められており、その基本となるのが生存権です。生存権については、憲法第25条で「1.すべて国民は、健康で文化的な最低限度の生活を営む権利を有する。2.国は、すべての生活部面について、社会福祉、社会保障及び公衆衛生の向上及び増進に努めなければならない」と定められています。この内容をもとに、国が個人に代わり最低限度の生活を保障し、自立を助ける社会保障制度がつくられました。

社会保障制度のしくみ

　日本の社会保障制度は、社会保険、公的扶助、社会福祉、公衆衛生の四つの柱で成り立っています。その一環として、すべての国民がなんらかの医療保険に加入する国民皆保険制度や、年金保険に加入する国民皆年金制度を導入しています。医療保険の場合、すべての国民が公的な医療保険に加入し、誰でも、いつでも、どこにいても平等に医療を受けることができます。

　このしくみを維持するために社会全体で助け合い、支えるものが社会保障制度です。

■社会保障制度の四つの柱

```
            社会保障制度
  ┌──────┬──────┴──────┬──────┐
社会保険   公的扶助   社会福祉   公衆衛生
```

社会保険	公的扶助	社会福祉	公衆衛生
毎月保険料を支払い、病気やけがをしたときや、高齢になったときに給付を受ける。医療保険や介護保険などがある。	生活に困っている人に対して、最低限の生活を保障し、自立を助ける制度。生活費や教育費などを支給する。	高齢者や障害のある人など、社会的な保護や援助を必要とする人たちが、安心して社会生活を営むことができるように公的な支援を行う。	健康で安全な生活を送れるように、上下水道整備などの環境の改善や感染症の予防を行う。

 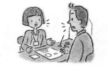 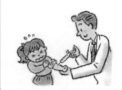

社会保障制度の課題とこれから

　社会保障の給付の財源は、税金や保険料の形で国民が負担しています。少子高齢化が進む日本では、働く世代の人口が減り、税収と保険料の収入が減少する一方、高齢者への医療費などの社会保障の給付が増加しているため、収入と給付のバランスが崩れています。そこで2012（平成24）年に社会保障制度改革推進法が制定され、持続可能な制度を実現する政策が示されました。

2. 少子高齢化が進行する日本

日本では少子高齢化がますます進んでいます。少子高齢化がさらに進むと、社会を支える現役の働き手の数がさらに少なくなります。この背景にはどのような原因があるのでしょうか。

少子高齢化がもたらす問題

日本では急激な少子高齢化が進んでいます。総人口に占める65歳以上の人口の割合は、1970（昭和45）年には7％でしたが、年々上昇を続け、2022（令和4）年には29.0％となり、今後さらに加速していくと予想されています。

また、2022年の出生数は77万人となり、統計をとり始めて以来、過去最低となりました。1人の女性が生涯に産む子どもの数にあたる合計特殊出生率は、2022年には1.26と減少傾向にあります。少子化の原因は、晩婚化や未婚の人の増加、仕事との両立による子育ての負担の増大などが挙げられますが、25〜39歳の女性の人口が減っていることも一因とされます。共働き世帯が増えている現在、さらに出産・育児と仕事が両立しやすい環境を整えないと、出生率は上昇しないでしょう。

高齢者1人に対する現役世代の比率を見てみると、1960（昭和35）年では高齢者1人を現役世代11.2人で支えていましたが、2020（令和2）年には2.1人になっています。このまま少子高齢化が続くと、さらに少ない人数で支えることになり、高齢者1人を現役世代1人が支える「肩車社会」になる恐れがあります。

社会保障の財源不足への対策として、これまでに40歳以上の人が加入する介護保険制度の導入や、年金支給開始年齢の引き上げなどが行われてきましたが、将来の世代に負担を先送りしている状況です。現役世代だけが重い負担を担うのではなく、すべての世代が支え合うようなしくみの構築が課題です。

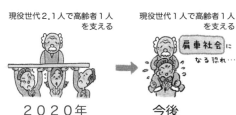

現役世代2.1人で高齢者1人を支える　現役世代1人で高齢者1人を支える　肩車社会になる恐れ…

２０２０年　　　　　今後

地域包括ケアシステムによる医療保険制度と介護保険制度の連携

持続可能な社会保障制度を確立するために、2012（平成24）年に社会保障制度改革推進法が成立しました。この法律を発端に、医療保険制度と介護保険制度の連携を図るため、地域包括ケアシステムの構築が進んでいます。

地域包括ケアシステムとは、高齢者が重度な要介護状態になっても、住み慣れた地域で自分らしい暮らしを最後まで続けられるように、利用者のニーズに応じて、適切にサービスを提供するしくみのことをいいます。高齢化の進み具合には地域差があるため、都道府県や市町村が地域の特性に応じたしくみを作り上げていくことが必要です。そのために、地域の役所、社会福祉士や保健師、ケアマネジャー、医師、看護師などの専門家のほか、民生委員などが連携しています。

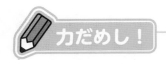 力だめし！

◯ 生存権と社会保障制度

1. 生存権と社会保障制度について、次の問いに答えましょう。

(1) 日本の社会保障制度のもとになっている権利を何というか。　　　（　　　　　　　　　　）

(2) すべての国民が医療保険に加入する保険制度を何というか。　　　（　　　　　　　　　　）

(3) すべての国民が年金保険に加入する制度を何というか。　　　（　　　　　　　　　　）

(4) 社会保障制度のうち、掛け金を積み立て、病気になったり、高齢になったりしたときに一定の
お金を支給するものを何というか。　　　（　　　　　　　　　　）

(5) 社会保障制度のうち、収入が少なくて生活が困難な人に、生活費などを支給するものを何とい
うか。　　　（　　　　　　　　　　）

(6) 社会保障制度のうち、感染症対策や上下水道整備などを行うものを何というか。
（　　　　　　　　　　）

(7) 社会保障制度のうち、高齢者や障害者など社会的な保護や援助を必要とする人たちに公的な支
援を行うものを何というか。　　　（　　　　　　　　　　）

◯ 少子高齢化が進行する日本

**2. 少子高齢化について、空所に入るものを、a〜oから選びましょう。同じ語句を2度
以上使用してもかまいません。**

(1) 2022（令和4）年の出生数は（ア　　　　　）万人となり、過去最低を更新した。

(2) 1人の女性が生涯で産む子どもの数を（イ　　　　　）という。

(3) 男女ともに（ウ　　　　　）が進んでいる。

(4) 少子高齢化が進む日本では、働く世代の人口が減り、（エ　　　　　）と（オ　　　　　）が減
少している。

(5) 2020（令和2）年には高齢者1人を現役世代の（カ　　　　　）人で支えるようになったが、
1960（昭和35）年には（キ　　　　　）人で支えていた。

(6) 少子高齢化により、社会保障費の（ク　　　　　）と（ケ　　　　　）のバランスが崩れている。

(7) 社会保障の財源不足解消の対策として、（コ　　　　　）の導入や（サ　　　　　）の引き上げ
などの対策が取られてきた。

(8) このまま少子高齢化が進行すると、将来、現役世代1人が1人の高齢者を支える（シ　　　　　）
が到来するかもしれない。

a. 91　　b. 77　　c. 2.1　　d. 11.2　　e. 介護保険　　f. 税収　　g. 保険料収入
h. 晩婚化　　i. 年金支給開始年齢　　j. 収入　　k. 給付　　l. 肩車社会
m. 超高齢化社会　　n. 出生率　　o. 合計特殊出生率

2 個人の尊重と権利

1. すべての国民がもつ権利 　基礎 社会

日本国憲法では、人が生まれながらにしてもつ自由や平等の権利（基本的人権）を、侵すことのできない永久の権利として保障しています。どのような権利が保障されているのか見ていきましょう。

個人を尊重する権利

　基本的人権の原理は、「人はみな平等に生きる権利をもっている」と定め、それを侵すことはできない永久の権利であると保障していることにあります。憲法第13条には、立法や国政を行うときには、公共の福祉に反しない限り、個人としての権利が尊重されなければならないと定められています。人種や信条、性別、社会的身分などによる差別をされないとするのが平等権です。

　個人の尊重と自由は平等の原理と結びついています。すべての人を差別することなく平等に扱うことが個人を尊重することになります。しかし、私たちの周囲では、障害者への差別や偏見、在日外国人に対する社会的差別などがすべて解消されているわけではありません。誰もが差別されることなく生きることができるように、平等権のさらなる実現が求められています。

　憲法には他にも奴隷のように拘束されない身体の自由、思想や良心の自由、表現の自由なども保障しています。これは個人が国家権力に束縛されず自由に行動することができるという権利で、自由権といいます。人権は、国家によって保障され、国家は個人の自由を侵害してはいけないのです。

　また生存権（p.104参照）に基づいて、人間らしい暮らしができるように国家に求める社会権や、誰もが教育を受けることができる権利、そのほか勤労の権利、選挙権などを保障しています。生存権や社会権は、社会保障や生活保護などお互いに支え合っていく社会保障制度のもとになっている考え方です。

「公共の福祉」によって、権利が制限される！？

　憲法で保障された権利であっても、制約されることがあり得ます。それが「公共の福祉」の考え方（憲法第12条等）です。簡単に言えば、憲法上の人権への制約は、他人の人権との関係でしか許されないとの考え方です。

　例えば、憲法第22条1項で職業選択の自由が保障されています。その一方で、看護師の資格をもたない人が看護師を名乗ったり、看護師の業務をしたりすることは、保健師助産師看護師法が禁止しています。

　もし資格をもたない人でも誰でも業務ができるとしたら、どうなるでしょうか。資格で知識や技術が保証されていない人の行為によって、患者さんの生命や身体に危険が及ぶ可能性が高いといえます。保健師助産師看護師法が資格をもたない人の業務行為を禁止することは、生命や身体というかけがえのない人権を守るため、職業選択の自由をやむを得ず制約するものとして、正当化されるのです。

個人の自由のために他の人の人権を奪わないように制限するんだね

男女が平等に社会に参加できる権利

　憲法では、すべて国民が法の下に平等であり、男性も女性もみな同じ人間として生きることが保障されています。ところが、日本には長い間「男性は外で働き、女性は家庭を守る」という性差に基づいた役割分担の考え方がありました。家事や育児、さらに介護も女性が担っていたため、女性が社会に参加する機会が限られていたのです。

　日本は1985（昭和60）年に国連の女性差別撤廃条約を批准し、男女雇用機会均等法を施行しました。1999（平成11）年には、性別にかかわらず男女が個性と能力を十分に発揮することができる社会の実現を目指して男女共同参画社会基本法を制定し、女性の社会
進出が進んできました。

　女性も男性も、仕事だけでなく、家庭や地域の中で子育て・介護、自己啓発の時間をもち、バランスのとれた生活を送ることができるワーク・ライフ・バランスの実現が求められています。

健康で文化的な最低限度の生活を営む権利

　日本では、生活に不安を抱える非正規雇用労働者や派遣労働者が大幅に増えています。また、母子家庭・父子家庭の増加や、子どもの貧困が社会問題になっています。また、常に健康で働ければよいですが、誰もが病気や失業、災害の被災者になる可能性があります。

　憲法第25条（生存権）では、「すべて国民は、健康で文化的な最低限度の生活を営む権利を有する」と定めています。これを実現するために、国に対してすべての生活面で、社会福祉、社会保障、公衆衛生の向上および増進に努めること、社会保障政策を積極的に推進することを義務付けています。自立した生活ができなくなった人に対して、国が生活援助をする責任があるとしているのです。

生き方を自分で決定できる権利

　個人が自分の生命や生き方について、権力や社会の圧力や干渉を受けることなく、自ら決定することができる権利を自己決定権といいます。

　医療の現場で取り入れられるようになったインフォームドコンセントは、「説明に基づく同意」と訳され、自分の命や身体について、個人の自己決定権を尊重するものです。患者や家族が医師から病状や治療の目的、治療方法、副作用などについて詳しい説明を受け、理解した上でその治療を受けるかどうか選択します。

　また、自分の死後に臓器移植が必要な人に臓器を提供するかどうかを決めて、臓器提供意思表示カード（ドナーカード）に記入しておくことも自己決定権によるものといえます。

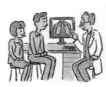
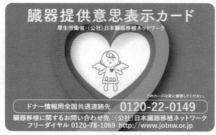

良好な環境を求める権利

環境権とは、日照、きれいな空気、水、騒音のない良好な環境を享受する権利があるとする考え方です。1960年代以降、公害や大規模な都市開発などによる深刻な自然環境の破壊を背景に、公害防止や環境保全の面から提唱されるようになりました。そのほか環境権には、文化的な環境や景観を守る権利なども含まれます。

私たちの身近なところにも環境権を脅かす問題があります。喫煙です。たばこの煙に含まれる有害物質は、受動喫煙により煙を吸い込む人にも健康被害をもたらすことが知られています。日本ではこれまで健康増進法などにより、受動喫煙の防止や職場の分煙対策の努力義務などを課してきました。2020年、改正健康増進法の施行により、旅館・ホテルなどの客室を除くすべての施設や公共機関が原則として屋内禁煙になりましたが、人々の環境権を守るためにさらなる分煙の取り組みが求められています。

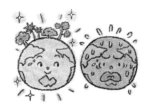

個人の私生活の情報をみだりに公開されない権利

SNS（ソーシャル・ネットワーキング・サービス）など情報伝達手段が発達して、本人の知らない間にインターネット上で私生活を暴露されたり、写真を公開されたりするなど、個人の私生活を侵されることが増えてきました。私たちは無断で顔や身体の写真などを使用されないための権利（肖像権）をもっています。また、インターネット上では日々名前や住所、電話番号などの個人情報が収集され、企業や行政機関にはこれらの膨大なデータが蓄積されています。これらが何らかの事故により本人の知らないところへ流出したり、公開されたりしてしまうことがあります。

このような事態から個人の私生活を守り、他人から不当に干渉されない権利をプライバシーの権利といい、2003（平成15）年に行政機関や民間事業者などに個人情報の適正な取り扱いを義務付ける個人情報保護法が制定されました。プライバシーの権利は、自分の情報を自分で管理する権利を含むものでもあります。

105

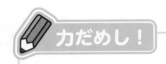

学習日：　　月　　日

○ すべての国民がもつ権利

1. すべての国民がもつ権利について、空所に入るものを、a〜oから選びましょう。同じ語句を2度以上使用してもかまいません。

　(1)　日本国憲法の基本原理のひとつに（ア　　　　）の尊重がある。憲法には「すべて国民は（イ　　　　）として尊重され、法の下で（ウ　　　　）であることが定められている。そして、人は、（エ　　　　）や信条、（オ　　　　）、社会的身分などによる差別や、政治的、経済的または社会的関係においても差別されない。これを（カ　　　　）という。

　(2)　健康で文化的な最低限の生活を営む権利があると定めているのは（キ　　　　）である。

　(3)　個人が国家権力による束縛を受けず自由に行動することができる権利を（ク　　　　）という。（ケ　　　　）の自由、（コ　　　　）の自由、（サ　　　　）や良心の自由などを保障している。

　(4)　個人が自分の生命や生き方について、権力や社会の圧力や干渉を受けることなしに、自ら決めることができる権利を（シ　　　　）という。

　(5)　基本的人権の一つに、良好な環境のもとで暮らすことを求める（ス　　　　）がある。

　　　a. 自己決定権　　b. 環境権　　c. プライバシーの権利　　d. 基本的人権　　e. 平等権
　　　f. 自由権　　g. 生存権　　h. 社会権　　i. 身体　　j. 個人　　k. 思想　　l. 表現
　　　m. 人種　　n. 性別　　o. 平等

2. すべての国民がもつ権利について、次の問いに答えましょう。

　(1)　男女がともに個性と能力を十分に発揮することができる男女共同参画社会の実現を目指して、1999年に制定された法律を何というか。　　　　　　　　　　（　　　　　　　　　　）

　(2)　仕事だけでなく、家庭で過ごす時間や自己啓発の時間、地域との関わりをもつなど、調和のとれた生活を送ることを何というか。　　　　　　　　（　　　　　　　　　　）

　(3)　個人の私生活が他人にみだりに公開されないために、個人情報の適切な取り扱いを義務付けた法律を何というか。　　　　　　　　　　　　　（　　　　　　　　　　）

　(4)　自分の死後、臓器を必要な人に提供するかどうかを決めて記入しておくカードを何というか。
　　　　　　　　　　　　　　　　　　　　　　　　　　　（　　　　　　　　　　）

　(5)　受動喫煙の防止や分煙対策などの努力義務は何という法律に定められているか。
　　　　　　　　　　　　　　　　　　　　　　　　　　　（　　　　　　　　　　）

人類の経済活動が活発になるにつれて、しだいに公害や環境問題が起き、ときには健康や命を脅かすようになりました。日本国内の環境対策と、世界で協力して解決を目指す地球環境問題について考えます。

1. 環境に関する法律

　日本では、1950年代後半から始まった高度経済成長の時代に、急速に産業が発展しましたが、結果として大気汚染、水質汚濁、土壌汚染、騒音、振動、地盤沈下、悪臭などの公害が引き起こされました。公害は、人々の健康や生活環境への被害をもたらし、命を脅かすことも明らかになりました。水俣病、新潟水俣病、イタイイタイ病、四日市ぜんそくが四大公害病といわれます。1960年代後半になると、各地で住民による公害追放運動が活発化し、被害者による公害訴訟が起こりました。

　これを受けて、政府は環境保全のために公害対策基本法（現在は廃止）など、多くの公害関係法を制定し、公害を防止するための規制を強め、1971（昭和46）年には環境庁（2001年から環境省）を設置しました。世界で地球環境問題への関心が高まるようになり、国は新たな公害・環境問題に対応するため、1993（平成5）年に環境政策の基本となる環境基本法を制定し、国や地方公共団体、事業者、国民が環境保全の責務を負うことを定めました。

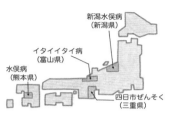

新潟水俣病（新潟県）

イタイイタイ病（富山県）

水俣病（熊本県）

四日市ぜんそく（三重県）

2. 世界で取り組む地球環境保全

　世界では気温の上昇、洪水や干ばつ、海面上昇、砂漠化、酸性雨など深刻な環境問題が起き、日本でも集中豪雨などの災害が増えています。地球環境問題は、世界各国が協力して取り組むべき課題です。1992（平成4）年の国連環境開発会議（地球サミット）では、環境と開発について話し合われ、1997（平成9）年の京都会議では先進工業国に温室効果ガスの排出削減を義務付ける京都議定書が採択され、2015（平成27）年にその後継としてパリ協定が採択されました。しかし地球温暖化のスピードは止まりません。

　2015年9月にニューヨーク国連本部で「国連持続可能な開発サミット」が開催され、「我々の世界を変革する：持続可能な開発のための2030アジェンダ」が採択されました。その行動計画として掲げられたのが、エネルギー、気候変動などに関する17の目標と169のターゲットからなる持続可能な開発目標（SDGs）です。国連加盟国はこの目標に向けて取り組みを進めることが求められ、日本も積極的に取り組んでいます。

> 京都議定書は2020年までの温暖化対策の目標で、パリ協定は2020年以降の目標を定めるものだよ

■持続可能な開発目標（SDGs）

> 日本の政府や企業も積極的に取り組んでいるよ

United Nations Sustainable Development Goals. https://www.un.org/sustainabledevelopment/ （参照2020-09-14）.

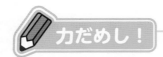

○ 環境に関する法律

1. 環境に関する法律について、空所に入るものを答えましょう。

(1) 高度経済成長の時代に問題になった水俣病、新潟水俣病、イタイイタイ病、（ア　　　　　　　）の四つの公害のことを（イ　　　　　　）と呼ぶ。

(2) 1993（平成5）年、環境省は新たな公害・環境問題に対応するため（ウ　　　　　　）を制定した。

(3) 高度経済成長の時代に急速に産業が発展した結果、（エ　　　　　　）や（オ　　　　　　　）、土壌汚染、騒音、振動、地盤沈下、悪臭などの公害が引き起こされた。

(4) 環境保全の責務は国や地方自治体だけでなく、（カ　　　　　　）や（キ　　　　　　）も負うことが（ウ）によって定められている。

○ 世界で取り組む地球環境保全

2. 世界で取り組む地球環境保全について、空所に入るものを、a〜jから選びましょう。同じ語句を2度以上使用してもかまいません。

地球環境問題は、日本だけでなく、（ア　　　　　　）が協力して取り組む必要があります。1997年には京都で地球温暖化防止会議が開催され、京都議定書が採択されました。2015年にはニューヨークの国連本部で、「（イ　　　　　　）」が開催され、その行動計画として（ウ　　　　　　）（「我々の世界を変革する：持続可能な開発のための2030アジェンダ」）が採択されました。その行動として掲げられたのは貧困、飢餓、（エ　　　　　　）、（オ　　　　　　）などに関する（カ　　　　　　）の目標と169のターゲットです。

a. エネルギー　　b. 欧米諸国　　c. 世界各国　　d. 気候変動　　e. 核兵器
f. 17　　g. 25　　h. SDGs　　i. 地球サミット　　j. 国連持続可能な開発サミット

4 倫理

1. 生命と健康の倫理

倫理とは、人として守り行うべき善悪を判断するときに普遍的な基準となる価値観に従った決まりごと、行動規範や考え方、守るべき秩序などを意味します。医療・看護の分野における倫理を考えていきましょう。

事例1 医療関係者の守秘義務

ある日ナースステーションに1人の男性が訪ねてきて、「ゆかりの親戚です。見舞いに来たのですが、病状はどうなのでしょうか?」と聞いてきました。看護師の私たちには守秘義務があるので、「ご家族には伝えていますから、ご家族にお聞きになってください」と言ったのですが、なかなか納得してくれません。どのように説明したらよいでしょうか?

事例2 延命治療を望まない場合

ゆうたさんのお父さんは、肺の病気で入退院を繰り返しています。お父さんは、「人工呼吸器を付けなければならない状態になったときには、自分は延命治療を希望しないから、断ってほしい」と家族に話しています。でもゆうたさんの家族は、「お父さんの意思は尊重したいけれど、本当に家族が断ってよいのか」と悩んでいます。相談を受けたら、どのように答えますか?

医療倫理とは?

医療関係者は、患者、家族、同じ医療関係者、さらには社会全体に対して、さまざまな倫理が求められます。医療倫理学においては、次の4つの倫理原則があるとされています。①患者の利益になることを行う、②患者の自律・意思を尊重する、③患者に危害を及ぼさない、④利益と負担を公平に配分する。

例えば②と関係するのが、インフォームドコンセントです。治療方針などについて、患者に十分な説明を行って同意のうえで実施することが原則です。また職務上知った患者の個人情報については守秘義務が発生し、情報を部外者に知らせるかどうかの判断は、基本的に患者自身の意思を尊重しなければなりません。

生命倫理とは?

現代では、医学の進歩によって、かつては不治とされてきた病気からも患者を救えるようになってきました。一方、生命が医療技術の操作対象になり、延命医療と安楽死、出生前診断・遺伝子診断など、生命の誕生や死に介入する新たな問題が生まれています。これらの問題を倫理の観点から考えていくのが、生命倫理です。

例えば、回復の見込みがない患者が安楽死を望んだ場合については、さまざまな論議が行われています。医療関係者が、延命治療を行わないこと（消極的安楽死）や患者の死につながる行為をすること（積極的安楽死）は許されるのか。また、出生前診断で胎児の異常の有無を調べることは、子どもの疾患に対する備えにもなりますが、異常が見つかった場合に妊娠中絶を行う人が増えるなど、生命の選別につながるのではないかという意見もあります。

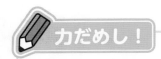

○ 生命と健康の倫理

1. インフォームドコンセントの例として、適切なものには○を、適切でないものには×を記入しましょう。

⑴ どの情報を患者に伝えるかは、医師が独自に決定する。 （　　　）

⑵ 患者を不安にさせないように、病状を家族のみに告知する。 （　　　）

⑶ 患者への十分な情報提供より、治療方針決定の早さを優先する。 （　　　）

⑷ 患者が医療関係者から十分な説明を受けたうえで、自ら治療方針を選ぶ。 （　　　）

2. 医療関係者の個人情報の守秘義務について、内容が正しいものには○を、正しくないものには×を入れましょう。

⑴ 医療関係者は職務上知り得た秘密を明かさない。 （　　　）

⑵ 患者の名前や個人が特定されるような会話は極力避ける。 （　　　）

⑶ 忙しくて患者に関する書類の内容を検討する時間がなかったので、

書類をコピーして家に持ち帰った。 （　　　）

⑷ 入院しているかどうかの問い合わせの電話には答えない。 （　　　）

3. 下記の質問に答えましょう。

⑴ 医療技術の進歩に伴って生じている、人の生命のあり方に関わる問題を何というか。

（　　　　　　　　　　　）

⑵ 妊娠中に胎児の染色体の異常などを調べる検査を何というか。

（　　　　　　　　　　　）

⑶ 患者本人の意思を尊重し、医療関係者が延命治療を行わないことを何というか。

（　　　　　　　　　　　）

【保険が大事】

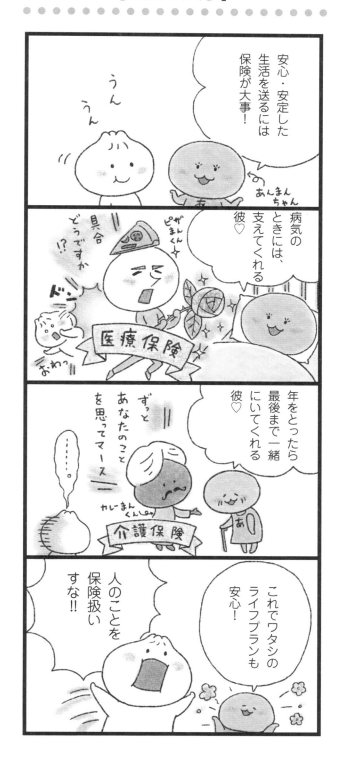

● 監　修 ●（五十音順）

児玉　善子　　一般社団法人看護教育支援協会代表理事……1章

鳥井元　純子　元 美原看護専門学校学校長……3・4章

水方　智子　　元 パナソニック健康保険組合立松下看護専門学校副学校長……2章

看護学生スタートアップトレーニング　改訂2版
－4科目の学びを「看護」につなげるワークブック

2017年1月1日発行　第1版第1刷
2020年11月10日発行　第2版第1刷©
2024年11月20日発行　第2版第5刷

監　修　児玉 善子／鳥井元 純子／水方 智子

発行者　長谷川 翔
発行所　株式会社メディカ出版
　　　　〒 532-8588
　　　　大阪市淀川区宮原3－4－30
　　　　ニッセイ新大阪ビル16F
　　　　https://www.medica.co.jp/
編集担当　中瀬梨沙／河口 遥
編集協力　杉田祐子／（有）中村編集デスク／
　　　　　編集工房 遼
装　幀　（株）ジャパンシステムアート／岸 潤一
本文イラスト　（株）ジャパンシステムアート／星野克幸
印刷・製本　株式会社広済堂ネクスト

ISBN978-4-8404-7243-2　　　　　　　　　　Printed and bound in Japan

当社出版物に関する各種お問い合わせ先（受付時間：平日9：00～17：00）
●編集内容については、編集局 06-6398-5045
●ご注文・不良品（乱丁・落丁）については、お客様センター 0120-276-115

別冊：看護学生スタートアップトレーニング 「力だめし！」の解答

1章 理科

1 人体

1. 生命を維持するしくみ　　p.8-15

1. ア. 胃　イ. 小腸
2. ①b　②h　③g　④e　⑤d　⑥c
3. b
4. e
5. a
6. ア. ブドウ糖（グルコース）　イ. 毛細血管
   ウ. アミノ酸　　エ. リンパ管
7. ア. a　イ. c　　ウ. f
8. 肺胞
9. ①酸素（O_2）　　②二酸化炭素（CO_2）
10. a
11. ①白血球　　②血小板　　③赤血球
12. 白血球
13. 赤血球
14. 血小板
15. ①右心房　②右心室　③左心房　④左心室
    ⑤大動脈　⑥大静脈　⑦肺動脈　⑧肺静脈
16. ⑤・⑧
17. ア. 大静脈　イ. 右心室　ウ. 肺動脈
    エ. 肺静脈　オ. 左心室
18. ア. b　イ. c　ウ. a　エ. d
19. b・e
20. 動脈血
21. a・d
22. ア. b　　イ. h
23. ア. g　　イ. d　　ウ. f
24. a
25. (1) ×　　(2) ○　　(3) ○
26. (1) b　　(2) g　　(3) h

2. 感覚と運動のしくみ　　p.16-17

1. ア. 視覚　　イ. 耳　　ウ. 鼻
   エ. 味覚　　オ. 触覚
2. a・f
3. ニューロン
4. ①感覚神経　　②運動神経
5. ア. 骨格筋　　イ. 屈筋　　ウ. 伸筋
6. b

3. 体内の環境を維持するしくみ　p.18-19

1. b
2. ①c　　②b
3. ア. d　　イ. a
4. ア. c　　イ. e
5. ア. 副交感神経　　イ. 反対
6. a・c
7. (1) ○　　(2) ○　　(3) ×

4. 体内の環境を守るしくみ　　p.20-21

1. ア. a　　イ. d
2. b
3. a
4. ア. c　　イ. b
5. 樹状細胞

1

2 化学

1. 身のまわりの物質　p.22-23

1. ア.d　イ.c　ウ.b　エ.g　オ.h
2. (1) ○　(2) ×
3. ア.a　イ.c　ウ.d
4. (1) 物質名：水素、分子式：H_2
   (2) 物質名：酸素、分子式：O_2
5. ア.f　イ.c　ウ.a　エ.e

2. 物質のなりたち　p.24-27

1. ア.c　イ.f
2. (1) ×　(2) ○
3. ア.a　イ.g　ウ.c　エ.f
4. 単体. Cl_2、N_2／化合物. NH_3, HCl, CO_2
   ※アンモニアNH_3、塩化水素HCl、塩素
   　Cl_2、窒素N_2、二酸化炭素CO_2
5. ア.d　イ.a　ウ.d　エ.e　オ.d
   カ.g　キ.c
6. (1) ○　(2) ×　(3) ×（鉄がさびる
   のは酸素と結びつくのが原因なので、酸化）
7. (1) 酸化　(2) 酸化　(3) 還元
   (4) 還元　(5) 酸化

3. 水溶液　p.28-31

1. (1) 溶質. 砂糖、溶媒. 水
   (2) 溶質. 水酸化ナトリウム、溶媒. 水
   (3) 溶質. 塩化水素、溶媒. 水
2. (1) 15（%）　(2) 25（%）
3. (1) （塩化ナトリウム）36（g）、（水）264（g）
   (2) （塩化ナトリウム）20（g）、（水）280（g）
4. ア.b　イ.a　ウ.f
5. ア.b　イ.d　ウ.a　エ.c
6. (1) Al^{3+}　(2) Ag^+　(3) S^{2-}
   (4) F^-
   ※イオン式はイオンを表す化学式。元素
   　記号とその右上に正・負の符号、または
   　符号と2以上の価数をつける。
7. b、d、e

8. 陽極. d、陰極. a

4. 酸とアルカリ、中和　p.32-33

1. ア.c　イ.a　ウ.h　エ.g
2. 酸性：HCl、CH_3COOH、アルカリ性：
   $NaOH$、$Ca(OH)_2$、NH_3、$Fe(OH)_3$
3. ア.b　イ.a　ウ.d
4. (1) ○　(2) ×　(3) ×
5. H_2O、$NaCl$

3 生物

1. 細胞のなりたち　p.34-35

1. ア.c　イ.d　ウ.f
2. ①細胞膜　②核　③細胞質(細胞質基
   質でもよい)
   ※細胞質＝細胞膜で囲まれた部分のうち、
   　核以外の部分のこと(細胞小器官を含む)
   　細胞質基質＝細胞質のうち細胞小器官を
   　除いた部分のこと
3. ア.b　イ.a　ウ.d　エ.c
4. ア. 間期　イ. 中期　ウ. 終期
5. ①核　②染色体
6. d・e

2. 有性生殖　3. 遺伝の規則性　p.36-37

1. c
2. ア.b　イ.d
3. ア. 受精　イ. 受精卵
4. ア.b　イ.c　ウ.e　エ.h
5. b

4 物理

1. 力のはたらき　p.38-39

1. ア.c　イ.f　ウ.g
2. (1) a・d　(2) b・d
3. ア.g　イ.f　ウ.e　エ.b

2. 圧力　　　　　　　　　p.40-41

1. (1) 2 (Pa)　　(2) 9 (N)
2. ア. c　　イ. e
3. (1) ×　　(2) ○
4. (1) 陰圧　　(2) A

3. 力の規則性　　　　　　p.42-43

1. (1) ○　　(2) ×　　(3) ×
2. ア. b　　イ. g
3. (1)

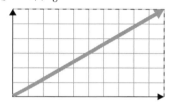

(2)

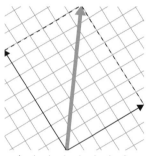

4. (1)

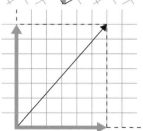

(2)

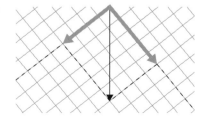

2章　数　学

1　計算
1. 基本の計算　　　　　　p.46-51

1. (1) 7　(2) 4　(3) 1　(4) 1　(5) 2
2. (1) 91　(2) 413　(3) 700　(4) 47
　　(5) 48　(6) 186　(7) 183　(8) 576
　　(9) 13299　(10) 25　(11) 15(余り)38
　　(12) 43
3. (総額)219000(円)
4. 52(週間)と1(日)
　　※1週間は7日なので、365÷7で求める。
5. ア. 140分(2×60分+20分)
　　イ. 8400秒(140×60秒)
6. (1) 10　(2) 16　(3) 11　(4) 88
　　(5) 13　(6) 60　(7) 10　(8) 11
　　(9) 1.5 $\left(\dfrac{3}{2}\right)$　(10) 4
7. 96(個)
　　　$4×4+10×3+25×2$
　　$=16+30+50=96$ (個)
8. 120 (mL)
　　$(100×4+150×2+20)÷6=(400+300+$
　　$20)÷6=720÷6=120$(mL)
9. a(と)c
　　いずれも $A-D+\dfrac{B}{C}$
10. ア. 32　イ. 80
11. b
12. (1) b、e　　(2) a、c
13. ア. 7　イ. 2　ウ. 84　エ. 14
14. ア. ×　イ. ○　ウ. ○　エ. ○
　　オ. ×〔40の約数は全部で8個(1、2、4、5、8、10、20、40)〕
15. 4(枚)
　　チョコレートの数とキャンディーの数の最大公約数を求めればよい。
　　12の約数…1、2、3、4、6、12
　　16の約数…1、2、　4、8、16

2　数の表現

1.　分数　　　　　　　　p.52-53

1.　(1)　$1\dfrac{1}{4}$　(2)　$4\dfrac{2}{3}$　(3)　$\dfrac{12}{5}$　(4)　$\dfrac{22}{7}$

2.　(1)　＜　(2)　＞　(3)　＝　(4)　＜

3.　(1)　4　(2)　$\dfrac{7}{12}$　(3)　$\dfrac{3}{7}$　(4)　$\dfrac{1}{2}$

　　(5)　$\dfrac{3}{10}$　(6)　$\dfrac{5}{18}$　(7)　$\dfrac{8}{7}\left(1\dfrac{1}{7}\right)$　(8)　$\dfrac{5}{8}$

　　(9)　$\dfrac{1}{8}$　(10)　$\dfrac{1}{8}$

4.　C（さん）

2.　小数　　　　　　　　p.54-55

1.　(1)　130.28　(2)　81.07　(3)　1.16

　　(4)　0.3

2.　65

3.　(1)　0.75　(2)　0.3　(3)　1.4　(4)　1.8

4.　(1)　$\dfrac{7}{10}$　(2)　$\dfrac{4}{5}$　(3)　$\dfrac{3}{2}\left(1\dfrac{1}{2}\right)$

　　(4)　$\dfrac{9}{4}\left(2\dfrac{1}{4}\right)$

5.　(1)　1.5　(2)　2.405　(3)　$\dfrac{19}{30}$　(4)　$-\dfrac{2}{45}$

3.　割合　　　　　　　　p.56-57

1.　(1)　0.2　(2)　0.6　　2.　(1)　$\dfrac{4}{13}$　(2)　$\dfrac{1}{30}$

3.　(1)　A（さん）　(2)　A（さん）

4.　(1)　60（％）　(2)　20（％）

5.　(1)　54（人）　(2)　49（個）

4.　速さ　　　　　　　　p.58-59

1.　(1)　30（km/h）　(2)　20（km/h）

　　(3)　5（km/h）　(4)　10（km/h）

2.　(1)　18（km/h）　(2)　2.5（m/s）

3.　(1)　3（時間）　(2)　3（時間）

　　(3)　1（時間）　(4)　50（分）

4.　(1)　160（km）　(2)　16（km）

　　(3)　2（km）　(4)　5.4（km）

5.　濃度　　　　　　　　p.60-61

1.　(1)　4（％）　(2)　7（％）

　　(3)　5（％）　(4)　5（％）

2.　(1)　4.5（g）　(2)　186（g）　(3)　475（g）

3.　(1)　38（g）　(2)　7.6（％）

4.　(1)　15（g）　(2)　3.75（％）

3　複数の値の関係

1.　平均　　　　　　　　p.62-63

1.　(1)　102（枚）　(2)　6.8（枚）　(3)　7.5（枚）

2.　(1)　○　(2)　×

3.　23.3（分）

2.　比　　　　　　　　p.64-65

1.　ア．7　イ．5　ウ．最大公約数
　　エ．30　オ．7

2.　(1)　5（：）3　(2)　7（：）2

　　(3)　4（：）3　(4)　5（：）13（：）3

3.　20（人）

4.　70（cm）

5.　24（cm）

6.　牛乳：200（g）、砂糖：50（g）

3.　比例・反比例　　　　p.66-67

1.　b、e

2.　ア．原　イ．直　ウ．傾

3.　$y = -4x$

4.　c、d、e

5.　ア．二　イ．双　ウ．面

6.　$y = \dfrac{40}{x}$

4　いろいろな単位

1.　単位の表しかた　　　p.68-69

1.　(1)　1（m）　(2)　1（mm）　(3)　0.07（mm）

　　(4)　100（nm）　(5)　0.6（kg）　(6)　1（ng）

2.　(1)　2（cm）　(2)　3.5（km）　(3)　2.5（kg）

　　(4)　460（mg）

3. ア．3000(g)　イ．6.1(kg)
4. (1)　750.76(m²)　(2)　12(cm³)

5　数量関係
1. 図・グラフでみる数・量　p.70-75
1. ア．e　イ．f　ウ．b　エ．a
2. (1)　棒グラフ　(2)　折れ線グラフ
　 (3)　ヒストグラム
3. (1)　×　(2)　○　(3)　○
4. ア．b　イ．c　ウ．g
5. (1)　×(割合は変わらないが、人数が変わ
　　 らないかどうかは読み取れない)
　 (2)　○　(3)　○　(4)　×
6. (1)　×　(2)　○　(3)　○
7.

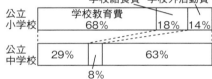

	学校教育費	学校給食費	学校外活動費
公立小学校	68%	18%	14%
公立中学校	29%	8%	63%

8. (1)　ア．4　イ．3　ウ．27　エ．56
　 (2)　3(点)　(3)　2.8(点)
　 (4)

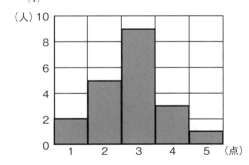

3章　国　語

1　漢字の読み書き
1. 教科書によく使われる一般的な用語
　　　　　　　　　　　　　　　　　　p.78-79
1. (1)　こんきょ　(2)　せんたん　(3)　もぎ
　 (4)　さそ　(5)　きんき　(6)　しょくたく
　 (7)　まぎ　(8)　あわ　(9)　つらぬ
　 (10)　たずさ　(11)　ちかん　(12)　いじょう
　 (13)　しょうもう　(14)　へいがい
　 (15)　もうそう　(16)　どうりょう
　 (17)　きゅうそく　(18)　ふよう　(19)　つちか
　 (20)　ほうしゅう　(21)　ふんいき
　 (22)　じゅうじ　(23)　ほうかつ
　 (24)　うんぱん　(25)　おうとつ
　 (26)　はだぎ　(27)　すこ　(28)　こうけん
　 (29)　へんけん　(30)　ばいしょう
　 (31)　こくし　(32)　しさ　(33)　ふんさい
　 (34)　しょうがい　(35)　しゃだん
　 (36)　こうしゅう　(37)　さいばい
　 (38)　ふっとう　(39)　けんめい
　 (40)　すいせん　(41)　くちびる
　 (42)　ついとう　(43)　はあく
　 (44)　てきぎ　(45)　しゅうちしん
2. (1)　栄養　(2)　価値観　(3)　幼
　 (4)　誕生日　(5)　就職　(6)　減少
　 (7)　退院　(8)　影響　(9)　障害　(10)　食欲
　 (11)　遅延　(12)　湿度　(13)　欧米　(14)　控除
　 (15)　処置　(16)　抑制　(17)　基礎　(18)　緊張
　 (19)　傾聴　(20)　削減　(21)　清掃　(22)　名簿
　 (23)　欠乏　(24)　倫理　(25)　高齢　(26)　和
　 (27)　拒否　(28)　余裕　(29)　購入　(30)　抜
　 (31)　刺激　(32)　戻　(33)　睡眠　(34)　逸脱
　 (35)　凝　(36)　婚姻　(37)　文献　(38)　迅速
　 (39)　一緒　(40)　妥協　(41)　過程　(42)　分析
　 (43)　廃止　(44)　実践　(45)　秩序

2. 教科書頻出の医療に関する用語

p.80-81

1. (1) よご (2) ふせいみゃく (3) おかん
   (4) きじょ (5) せっぱく
   (6) りょうよう (7) しぼう (8) こうそ
   (9) れいこう (10) きつえん
   (11) じゅうとく (12) とふ (13) ねんまく
   (14) へいこう (15) すいとう
   (16) ぎゃくたい (17) ふじょ
   (18) けっせん (19) かし (20) はいせつ
   (21) たんじゅう (22) こうかつ (23) げり
   (24) そうしつ (25) ちゆ (26) いしゅく
   (27) ちょうへいそく (28) だえき
   (29) せいしき (30) どんしょく
   (31) しょほうせん (32) ようつい
   (33) しかん (34) せきずい (35) たん
   (36) えし (37) おうだん (38) うみ
   (39) どうき (40) こんすい (41) ひまつ
   (42) まひ (43) こうしん (44) いかいよう
   (45) ぜんそく

2. (1) 外来 (2) 皮下 (3) 内服薬
   (4) 移植 (5) 研修医 (6) 病態
   (7) 遺伝子 (8) 骨折 (9) 誤飲
   (10) 衛生 (11) 筋肉 (12) 感染
   (13) 介護 (14) 耐性 (15) 脱水 (16) 分泌
   (17) 検尿 (18) 疾病 (19) 骨髄 (20) 施設
   (21) 福祉 (22) 撮影 (23) 硬化 (24) 隔離
   (25) 促進 (26) 凝固 (27) 焦点 (28) 結核
   (29) 疾患 (30) 中枢 (31) 病棟
   (32) 循環器 (33) 患者 (34) 細菌性
   (35) 炎症 (36) 診断 (37) 妊娠 (38) 診察
   (39) 麻酔 (40) 後遺症 (41) 包帯
   (42) 認知症 (43) 免疫 (44) 潜伏
   (45) 頻尿

2 語彙

1. 同音異義語・同訓異字　2. 同義語・類義語、対義語　3. 使い方をまちがいやすい語句

p.82-83

1. (1) ア. 開放　イ. 介抱　ウ. 快方
   (2) ア. 公正　イ. 校正　ウ. 厚生
   (3) ア. 計　イ. 測　ウ. 量
   (4) ア. 勤　イ. 務　ウ. 努
2. (1) b (2) c (3) d (4) a
3. (1) a (2) b (3) a (4) b

4. ことわざ・故事成語　5. 慣用句 p.84-86

1. (1) d (2) a (3) c (4) e (5) f
   (6) b
2. (1) c (2) f (3) b (4) e (5) a
   (6) d
3. (1) d (2) b (3) c (4) a
4. (1) c (2) a (3) f (4) e (5) b
   (6) d
5. (1) c (2) e (3) b (4) a (5) d
6. (1) b (2) e (3) d (4) a (5) f
   (6) c
7. (1) × (2) ○ (3) ○ (4) ×
8. (1) d (2) f (3) a (4) e (5) c
   (6) b

3 敬語

1. 敬語の種類 p.87

1. (1) c (2) a (3) b (4) b (5) c
   (6) a
2. (1) 話します (2) いらっしゃる〔おいでになる・来られる〕 (3) 申し伝える
3. (1) c (2) a (3) b

2. 敬語の動詞の使い分け　　p.88

1. （1）（尊敬語）聞かれる〔お聞きになる〕

　　　　（謙譲語）うけたまわる〔うかがう〕

　　（2）（尊敬語）ご覧になる〔見られる〕

　　　　（謙譲語）拝見する

　　（3）（尊敬語）召し上がる〔お食べになる〕

　　　　（謙譲語）いただく

2. （1）おっしゃった〔言われた〕　（2）○

　　（3）おります

4　文章読解

1. 正しい表現への訂正　　p.89

　　（1）誤：取り付く暇もない

　　　　正：取り付く島もない

　　（2）誤：押しも押されぬ

　　　　正：押しも押されもせぬ

　　（3）誤：ご苦労さまです

　　　　正：お疲れさまです

　　（4）誤：寸暇を惜しまず

　　　　正：寸暇を惜しんで

　　（5）誤：見れた　正：見られた

　　（6）誤：帰らさせて　正：帰らせて

　　（7）誤：発覚した　正：（例）判明した

　　※「発覚」は隠していた悪事や陰謀（いんぼう）などが

　　　明るみに出ること。

2. 主観的情報と客観的情報の仕分け　p.90

　　（1）＿＿線：山田さんは〜だった。

　　　　　　　私は〜と思った。

　　　～～線：日曜日に〜行った。

　　　　　　　病室に〜食べていた。

　　（2）＿＿線：展示されて〜いたようだ。

　　　　　　　恐竜の〜だろう。

　　　～～線：今日は〜行った。

　　　　　　　展示の前には〜集まっていた。

　　（3）＿＿線：確かに〜ないだろうか。

　　　～～線：農林水産省の〜である。

　　　　　　　青森県産の〜こともある。

　　　　　　　ちなみに〜第2位である。

3. 文章中の主張や要素の抽出　　p.91

　　（1）例：今、私たちひとりひとりに地球温暖化に対する身近な取り組みが求められている（のではないだろうか）。

　　（2）ア：夏休み最後の日曜日

　　　　イ：近くの公園　　　ウ：少年

　　　　エ：大きなアゲハチョウの捕獲

　　　　オ：自由研究の昆虫採集のため

　　　　カ：大きな網を使って

4. 文章を正確に読み取る　　p.92-93

1. （1）山田さん→小林さん→佐藤さん→鈴木さん→田中さん

　　（2）b

2. （1）（ア）（例）試験の成績が悪かったというストレス状況のときに、「自分には能力がないからできなかった」と捉える学生。

　　　　（イ）リラクセーション技法

　　（2）（ア）（例）看護師が行う療養上の世話と診療の補助は、技術的に正しく行われないとたちまち対象の生命に危険を生じる行為にもなりうるから。

3. エ

5. 資料読解　　　　　　p.94-97

1. ア. 67.3　イ. 7.1　ウ. 増加（増える）
エ. 減少（減る）
2. ア. 47.5　イ. 59.7　ウ. 8.6
3. (1)　ア. 特別教室　イ. 19.3　ウ. 上昇（増
加）　エ. 78.4
(2)　（例）どちらも設置率が上昇した。
4. ア. 25%　イ. 多くなっている
5. (1)　ア. a　イ. 21.6
(2)　このように、日本ではコメの消費量が
減って、コメばなれが進んでいる。
6. (1)　ア. 1　イ. 65
(2)　例：<u>出生率</u>が低下したことにより<u>人口</u>
の減少が進み、人口に占める<u>高齢者</u>の割合
が増えるから。

4章　社　会

1　生活を支えるしくみ
1. 生存権と社会保障制度　2. 少子高齢化が進行する日本　　p.100-102

1. (1)　生存権　(2)　国民皆保険制度　(3)　国
民皆年金制度　(4)　社会保険　(5)　公的扶
助　(6)公衆衛生　(7)社会福祉
2. ア. b　イ. o　ウ. h　エ. f　オ. g
カ. c　キ. d　ク. j　ケ. k　コ. e
サ. i　シ. l
※エ、オとク、ケは順不同。

2　個人の尊重と権利
1. すべての国民がもつ権利　p.103-106

1. ア. d　イ. j　ウ. o　エ. m　オ. n
カ. e　キ. g　ク. f　ケ. i　コ. l
サ. k　シ. a　ス. b
※ケ、コは順不同。
2. (1)　男女共同参画社会基本法　(2)　ワー
ク・ライフ・バランス　(3)　個人情報保護
法　(4)　臓器提供意思表示カード(ドナー
カード)　(5)　健康増進法

3　環境対策
1. 環境に関する法律　2. 世界で取り組む地球環境保全　　p.107-108

1. (1)　ア. 四日市ぜんそく　イ. 四大公害病
(2)　ウ. 環境基本法　(3)　エ. 大気汚染
オ. 水質汚濁　(4)　カ. 事業者　キ. 国民
※エ、オとカ、キは、それぞれ順不同。
2. ア. c　イ. j　ウ. h　エ. a　オ. d
カ. f
※エ、オは順不同。

4　倫理
1. 生命と健康の倫理　　p.109-110

1. (1)　×　(2)　×　(3)　×　(4)　○
2. (1)　○　(2)　○　(3)　×　(4)　○
3. (1)　生命倫理　(2)　出生前診断
(3)　消極的安楽死